Impressum

BURNOUT IM FOCUS

Herausgeber
Dieter Hellauer und Jan Schwab

Co-Autoren
Christine Bremer, Christian Burghardt, Theresa Hagedorn,

Stephanie Helfrecht, Alexander Hierl, Elena Klimova, Alexander Martens

e-Book, 3.0, 2015

PlusVerlag für Digitale Medien
Dessaustrasse 37, 86977 Burggen

Verantwortlich: Dr. Dieter Hellauer

Homepage: www.plusverlag.com, email: plus31@me.com

Inhalt

Vorwort

ZUR AUSGABE 3.0

Die Erweiterung des Buchs trägt der Weiterentwicklung im Verständnis und der neuen Möglichkeiten der Behandlung von Burnout-Patienten Rechnung. Zwei Therapieansätze, die sich in der Praxis bestens ergänzen, sind hier getrennt dargestellt. Einerseits legt die Psychotherapie ein gut nachvollziehbares und aus der lebensgeschichtlichen Quellen entwickeltes Vorgehen in erfolgserprobten Schritten dar. Andererseits stellt sie ein Ringmodell vor, das aus komplexen Störungsbildern klare Problembereiche destilliert. Die Möglichkeiten der grafischen Darstellung beschränken sich dabei nicht nur auf die Problemanalyse sondern fordern direkt zum Handeln, zum Verändern auf. In beiden Darstellungen steckt moderne Psychotherapie, aber auch die Möglichkeit von Eigeninitiativen.

Immer deutlicher wird die Notwendigkeit gesellschaftlicher Initiativen – wegen der immer noch wachsenden Verbreitung des Krankheitsbilds Burnout und der Grenzen der Leistungsfähigkeit im Gesundheitssystem. Aus Erfahrungen in Einzel- und Gruppenbehandlungen, die immer mehr zur Klärung von Ursache und Wirkung der Burnout-Symptome beitragen und zu überzeugenden Behandlungserfolgen führen, könnten jetzt gesellschaftspolitische Veränderungen in Angriff genommen werden – vom Erziehungssystem bis hin zur Arbeitswelt.

Dieses Buch hat es sich zur Aufgabe gemacht, breite, multidisziplinäre Ansätze zur Bewältigung der Burnout-"Seuche"anschaulich darzustellen und all denen zu helfen, die als professionelle Helfer oder Betroffene nach wirksamen Lösungen Ausschau halten.

ZUR AUSGABE 2.0

Viele können das Wort Burnout nicht mehr hören. Viele aber müssen – weil sie selbst davon betroffen sind. Eine grausame Öffentlichkeit, gespeist von sensationsgierigen Medien hat es geschafft, aus einer persönlich und gesellschaftlich dramatischen Erkrankung ein Event zu machen, vergleichbar mit einer Zirkusnummer.

Das allgemeine Staunen über die Eskapaden der menschlichen Natur, ist aber nur eine Seite der Medaille. Die andere ist die der persönlichen Katastrophe: Wegfall der körperlich-seelischen Selbstsicherheit, drohender oder realer finanzieller und beruflicher Absturz und vermehrte Schuldgefühle, weil ich mich unterkriegen ließ.

In das Horn persönlicher Schuld stoßen auch selbsternannte Experten, die mit Fingern auf Betroffene zeigen, die unserem so erfolgreichen wirtschaftlichen Treiben nicht gewachsen sind.

Schließlich stürzen manche Psychiater die Erkrankten noch in Krisenzustände indem sie eine Depression diagnostizieren, sei sie genetisch bedingt, durch selbstschädigendes Verhalten oder hormonelle Fehlsteuerung im Gehirn entstanden, die jedenfalls nur durch Einnahme von Psychopharmaka zu bekämpfen sei.

Dieses Buch zeigt einen anderen Weg. Um die Fassetten dieser immer noch bedrohlichen Krankheit zu entschlüsseln haben sich Ärzte, Psychologen, Sport- und Ernährungswissenschaftler aufgemacht, die Vielfalt der Ansätze zur dauerhaften Heilung der Betroffenen darzustellen.

Stress- und Schlafforschung leisten einen ebenso wertvollen Beitrag wie die Untersuchung und Ergänzung der Neuro-Hormone, Ernährungswissen, Physiotherapie und psychotherapeutische Aufbauarbeit.

So macht gerade das vom Gesundheitssystem noch nicht anerkannte, weitgehend einheitliche Krankheitsbild die Gruppentherapie besonders erfolgreich, da sich die Teilnehmer in ihren persönlichen Erfahrungen einig sind – wie es sonst kaum vorkommt. Damit entsteht ein enger Zusammenhalt der durch hoch wirksame gegenseitige Hilfe und Bestärkung zur effektiven Gesundung wesentlich beiträgt.

Einleitung

BURNOUT ist kein neues Krankheitsbild. Seit Jahrzehnten, wahrscheinlich Jahrhunderten, kennt man so etwas wie seelische Erschöpfung, totale Müdigkeit und Schwäche, verbunden mit Desinteresse an fast allem. Nervenärzte des 20. Jahrhunderts umschrieben die Krankheit vor allem mit dem Begriff Depression.

Heilung versprachen sie durch Bäderkuren, Ausflüge in die Natur oder Seereisen. Die Ursachen des massiven Störung, die tief in das Leben der Betroffenen eingreift, blieb im Dunklen. Wenn auch Ablenkung und Zerstreuung nicht halfen, blieben nur Heilanstalten mit Kaltwasserkuren, fragwürdigen Medikamenten und Isolation.

Viele Berichte genialer Künstler, so die Kaltwasser-Behandlungen, denen sich Anton Bruckner unterziehen musste, legen Zeugnis von meist völlig sinnlosen Grausamkeiten ab, von allen Lebensmut raubenden Regeln und Tristesse.

Mit dem Auftauchen der Psychoanalyse wurden die Fragen nach den Ursachen der Krankheit immer lauter. Die Lernpsychologie trug den Gedanken an psychische Störungen als gelerntes Verhalten bei, konnte aber den Knoten der Krankheit auch nicht lösen.

Inzwischen hat die moderne Therapieforschung viele Ursachen erhellen können und beginnt wirksame Behandlungsmöglichkeiten zu entwickeln. Aber immer noch glauben Ärzte und Therapeuten den Stein der Weisen ausschließlich in ihrer Disziplin gefunden zu haben. Die Verwaltung der Kassen hat noch nicht einmal eine Abrechnungsziffer gefunden um die Krankheit in ihr System einzugliedern. Ähnlich wie bei der Borderline-Störung, die ebenfalls lange heimatlos im Diagnostikgebäude zwischen verschiedenen Ziffern umherirrte, ist es bislang nicht gelungen das doch recht einheitliche Krankheitsbild des Burnouts sinnvoll einzuordnen.

Zwei Bereiche versprechen Fortschritte bei der Behandlung: die Entwicklung einer wissenschaftlich fundierten Diagnostik und die Erweiterung des Therapieansatzes auf mehrere Fachbereiche, die sinnvoll aufeinander abgestimmt zusammenarbeiten. Diesen beiden Bereichen widmet sich dieses Buch.

Zuvor aber soll ein Bereich angesprochen werden, der dem persönlichen Zugriff meist nicht offen steht und dennoch einen enormen Einfluss auf die Gesundheit am Arbeitsplatz hat. Das alte gewerkschaftliche Motto: „Arbeit soll gesundheitsfördernd wirken" schien lange Zeit aus der Mode gekommen und gewinnt erst in unseren Tagen wieder an Aktualität. Im Kampf gegen Burnout, der viele Betriebe durch langfristigen Ausfall wichtiger Mitarbeiter in existenzielle Bedrängnis geführt hat, wird betriebliche Gesundheit-Förderung
zur zentralen Aufgabe.

Gesundheitsmanagement

Die Welt hat sich mit dem Einzug der Informationstechnologie noch schneller gewandelt als in den Generationen vor uns. Manch einem bereiten die Selektion von wichtiger und unwichtiger Information, die Prioritätssetzung und gleich nach dem Erhalt neuer Informationen, die Umorientierung erhebliche Probleme. Die Prozesse in der Arbeitswelt haben ein vorher nicht gekanntes Tempo erreicht. Die Produktzyklen werden immer kürzer und der Innovationsdruck immer größer. Körperliche Belastungen nehmen ab und psychische Belastungen nehmen zu. Beständige Einsparungen, Arbeitsverdichtung und organisatorische Veränderungen sind an der Tagesordnung. Wissen wird gesammelt, jedoch von dem Einzelnen kaum noch in der ganzen Fülle erfasst oder für seine Belange umgesetzt. Die zunehmende Technisierung und Digitalisierung verstärkt diese Prozesse. Das „life-long-learning" ist inzwischen ein Muss für alle Beteiligten. Gleichzeitig werden in den Industrienationen die Mitarbeiter immer älter. Veränderungsfähigkeit und Veränderungsbereitschaft werden zum offensichtlichen Problem. Der Dauerstress führt zur Ermüdung und chronischer Erschöpfung.

An diesem Punkt spielt die Personalentwicklung eine entscheidende Rolle, Sozialkompetenzen und Methodenkompetenzen werden immer wichtiger. Ohne effektive Führung können die Mitarbeiter die Arbeit kaum noch bewältigen.

Besondere Aufmerksamkeit kommt dabei den Fehlzeiten zu (1) (siehe unter Textquellen). Hier spielen Faktoren wie Motivation, Krankheit, soziale und ökonomische Lebensumstände eine führende Rolle.

Ähnliche abwesenheitsbedingte Mehrkosten werden durch Fluktuation von Mitarbeitern verursacht. Diese entstehen durch zusätzlichen Aufwand bei der Anwerbung, der Auswahl, der Einstellung und der Einarbeitung, ganz zu schweigen von dem Wissensverlust den das Unternehmen erleidet, wenn ein qualifizierter Mitarbeiter das Unternehmen verlässt und sein intrinsisches Wissen, also dessen im Betrieb erworbene Kenntnisse, nicht zuvor durch entsprechende Vorsorge für das Unternehmen nutzbar gemacht wurde.

Überforderung von Mitarbeitern und Führungskräften führen zu Frustration, Demotivation, Leistungsabfall und Krankheit. Dabei spielt der Krankheitsbegriff in der von der WHO weit gefassten Formulierung eine Rolle:

Gesundheit ist ein Zustand vollkommenen körperlichen, geistigen und sozialen Wohlbefindens und nicht die bloße Abwesenheit von Krankheit oder Gebrechen (WHO 22.07.1946).

Schätzungen zufolge wurden 2007 in Deutschland laut Bundesanstalt für Arbeitsschutz 437,7 Millionen Arbeitsunfähigkeits-Tage gezählt. Das entspricht einem Produktionsausfall von rund 40 Milliarden €. Eine viel höhere Dunkelziffer und damit noch höhere Kosten verursachen die Arbeitnehmer, die krank zur Arbeit gehen, obgleich sie diese nicht den Anforderungen entsprechend optimal erfüllen können. Die Sorge um den Arbeitsplatz, insbesondere in Zeiten wirtschaftlicher Rezession oder Kurzarbeit treibt sie förmlich dazu. Die psychischen Erkrankungen nehmen deutschlandweit zu, so wird mittlerweile jede dritte Frühberentung damit begründet. Die körperliche und seelische Gesundheit der Mitarbeiter eines Unternehmens wird somit zum Erfolgsfaktor.

Es ist somit leicht nachzuvollziehen, dass sich viele in der veränderten Arbeitsumgebung nicht mehr zurechtfinden können. Ersatzstrategien werden bemüht, können aber nur vorübergehend helfen. Die chronifizierte Form der Erschöpfung, oder der Burnout fängt schon viel früher an, als er von den Betroffenen schließlich erlebt wird.

Daraus ergibt sich auch die Notwendigkeit, frühzeitig einen Aktionsplan im Unternehmen durchzusetzen.

Die Beschäftigung des Unternehmens mit der Gesundheit der Mitarbeiter stellt eine zentrale Aufgabe der Geschäftsführung dar. Risikobereiche können anhand des Betrieblichen Gesundheitsmanagement (BGM) rechtzeitig identifiziert werden. Abweichungen können gemessen und Gegenmaßnahmen ergriffen werden.

Der demographische Wandel sorgt heute bereits in vielen Unternehmen für Mangel an qualifizierten Fachkräften. Dem kann ein rechtzeitig installiertes und gelebtes BGM entgegenwirken.

Die Mitarbeitermotivation stellt eine entscheidende Größe dar. Sie ist der elementare Faktor für den Unternehmenserfolg sowohl für Umsatz, Produktivität und Qualität.

Dem Gesundheitsmanagement stellen sich somit 2 Hauptfragen:

Was hemmt, demotiviert, frustriert und macht somit krank?

Was hingegen fördert, motiviert, schafft zufriedene Arbeitnehmer und hält damit gesund?

Die stärksten Wirkungen des erfolgreichen betrieblichen Gesundheitsmanagements sind auf der individuellen Ebene zu finden. Hier sind sowohl ein verbessertes Gesundheitsbewustsein, als auch ein verbessertes Wohlbefinden festzustellen. Motivation und Arbeitszufriedenheit steigen.

Für das Unternehmen bedeutet dies:

Erhöhung der Produktivität

Verbesserte Qualität von Produkten und Dienstleistungen

gesteigerte Wettbewerbsfähigkeit

Fehlzeiten werden gesenkt

Personal-Fluktuation nimmt ab

Innovative Fähigkeiten werden gesteigert

Soziale Verantwortung wird verbessert wahrgenommen

Versicherungskosten werden gesenkt

Das Image des Arbeitgeber wird verbessert

Die Krankheit

ANFANG

Die Krankheit schlägt regelmäßig im unpassendsten Augenblick zu. Wenn wichtige Termine anstehen, neue Aufgaben auf mich zukommen oder auch eine Vielzahl von Problemen dringend zu lösen sind.

Oder sie kommt wie ein Dieb in der Nacht. Unangekündigt werde ich aus dem Tiefschlaf gerissen, mein Herz rast, Schweiß bricht aus, begleitet von totaler Verwirrung im Kopf.

Oder auch: ich habe seit langem ein wenig Zeit für mich, könnte eigentlich viele vernachlässigte oder interessante Dinge tun und stelle plötzlich fest, dass ich dazu nicht in der Lage bin. Zu nichts in der Lage.

Gemeinsam ist das Gefühl, die Situation nicht unter Kontrolle zu haben, zu versagen. Alle Strategien, die mir bislang geholfen haben, greifen nicht. Die schnelle Kopfschmerzpille, die Ablenkung durch den Fernseher, das gut zureden. Fruchtlos. Ich fühle mich ausgesetzt auf eine einsame Insel, bedroht, allein auf mich gestellt und hilflos.

Dieses Erlebnis, nein diese absolute Katastrophe, geht vorüber. Mitunter so rasch wie ein durchziehendes Sommergewitter. Ich atme auf, erleichtert, wie erlöst. Aber was tun, wenn die Symptome wiederkommen – noch habe ich keine Mittel, dagegen anzugehen.

Da kann ich nur froh sein, dass ich schon früh gelernt habe, mich zusammenzureißen. Und meist gelingt es auch, dass ich wieder einsteige, meine Verpflichtungen erfülle, meine Termine einhalte. Das grauenvolle Intermezzo geht vorbei.

Dabei bleibt es aber in der Regel nicht. Die Zustände kommen wieder, vielleicht nach Monaten oder auch Jahren, in denen ich weiterlebe wie bisher. Aber dann überfällt es mich wieder, möglicherweise schlimmer als beim ersten Mal. Wieder zum unpassenden Zeitpunkt, wieder verbunden mit dem lähmenden Gefühl von Hilflosigkeit.

Noch habe ich nicht den Mut, andere, meinen Partner oder meine Familie einzuweihen, meine Hilflosigkeit, mein offensichtliches Versagen einzugestehen. Ich bin auch sicher, dass sie mir keinen Glauben schenken werden. Dazu schien ich immer schon zu wissen wie mir und anderen zu helfen ist.

Auch meinem Hausarzt könnte ich mit dieser Geschichte nicht gegenübertreten. Was soll das für eine Krankheit sein? Mal taucht sie urplötzlich auf und dann wieder zeigt sie sich längere Zeit nicht. Ich sehe keinen Anlass und schon gar keinen Erreger, der solche Anfälle auslöst.

Schließlich könnte ich mich an einen Therapeuten wenden. Aber bin ich verrückt? Reif für die Klapse? Nein, auch dagegen spricht alles was ich von mir selbst kenne. Meine Klarheit beim Nachdenken, meine Entscheidungsfreudigkeit, meine Leistungsstärke. Weshalb werde ich immer wieder für meine Tüchtigkeit im Beruf und Privatleben geschätzt und von einigen sogar bewundert. „Wie du das nur schaffst!"

UMDENKEN

Die Entscheidung, worum es sich bei einer Erkrankung wirklich handelt und welche Therapieform die besten Ergebnisse bringt, beschäftigt die Wissenschaft ebenso wie auch die Therapiepraxis. Zudem sprechen auch Krankenkassen und Pharmaindustrie ein gewichtiges Wort mit. In der Praxis bedeutet das nichts anderes, als dass Krankheiten unterscheidbar sein müssen und erst danach eine Therapieentscheidung getroffen wird. Die alte Verfahrensweise beim Militär, für alle Beschwerden erst einmal Rizinusöl zu verschreiben, mag ja die Zahl der Krankmeldungen reduziert haben, ist aber kein Erfolgsmodell für eine sinnvolle Gesundheitsversorgung.

Allerdings sind Überlegungen nicht von der Hand zu weisen, dass seitens der Pharmaindustrie, der ja – fast möchte man sagen – automatisch die Rolle des Beelzebubs zugeteilt wird, Produkte auf den Markt gebracht werden, deren Gesundheitspotential erst erfunden werden musste. Die Anti-Aging-Medizin ist ein gutes Beispiel dafür. Motto: Gibt es erst einmal ein probates Mittel, so werden sich die zugehörigen Beschwerden schon von selbst einstellen.

Auf gleiche Weise funktioniert auch die Werbung für hochpreisige Präparate, die für eine bestimmte Erkrankung entwickelt wurden, aber als segensreich für eine große Bevölkerungsgruppe propagiert werden. So geschehen mit den so genannten Lipidsenkern, also Präparaten, die bestimmte Fettstoffe im Blutkreislauf reduzieren und bei Herz-Kreislauferkrankungen eingesetzt werden. Wenn aber Marketing-Abteilungen der Hersteller Ärzten empfehlen, sie allen über 50-jährigen Männern regelmäßig als Vorsorgeleistung zu „gönnen", so ist das gesund vor allem fürs Geschäft.

Aber auch Krankenkassen, Ärzte und Psychologen sind geneigt sich einer Verschreibungsmedizin zu unterwerfen, die auf einer strikten Kategorisierung von Gesundheitsstörungen basiert. Mit dem Herauskristallisieren angeblich neuer Krankheiten, entsteht ein Focus (Brennpunkt) der neue wissenschaftliche Ansätze und Therapieformen generiert. Diese Entwicklung kann einerseits ein Fortschritt für bessere Gesundheitsversorgung sein, oft wird aber nur ein neuer Name mit bekannten Symptomen verknüpft.

Ein positives Beispiel aus der Psychotherapie stellt das Herausarbeiten des Borderline-Syndroms dar, womit man eine wenig greifbare, nahezu unbehandelbare psychische Störung in ein gut definiertes und erfolgreich therapierbares Krankheitsbild verwandelt hat.

Tinnitus, die „Krankheit" der Ohrgeräusche, hingegen ist eine alte Bekannte und wurde zu einer neuen Krankheit hochstilisiert. Unzählige Bücher wurden verfasst und Therapieformen aller Art erfunden. Sogar spezielle Kliniken schossen wie Pilze aus dem Boden. Dabei kann man beim Tinnitus höchstens von einem Symptom sprechen, das möglicherweise auf zugrunde liegende Störungen hinweist, nicht aber auf ein einheitlich zu definierendes Krankheitsbild.

Wie aber kam es zu dieser „Modekrankheit", die weitgehend aus dem Bewusstsein der Öffentlichkeit und aus den Sprechzimmern verschwunden ist? Die Antwort liegt in unserer psychischen Grundausstattung. Werden wir wiederholt auf natürliche Funktionen unseres Körpers hingewiesen, so drängen sich vordem unbemerkte Signale in unser Bewusstsein und entpuppen sich mögliche Krankheitssymptome. Das „Ohrensausen" ist ein Alltagsphänomen des durch das Hörorgan strömende Blut und wird normalerweise nicht wahrgenommen. Es sei denn, ich lenke meine Aufmerksamkeit darauf.

Ist Burnout demnach auch nur eine Modeerscheinung und eine Erfindung der geldgierigen Gesundheitsbranche? Einiges spricht vielleicht dafür: Die Vielzahl an aktuellen Publikationen, die Neuorientierung vieler Praxen und Kliniken, die spezielle Therapien anbieten sowie die rasende Geschwindigkeit mit der dieser

Begriff in die Medienlandschaft und das Bewusstsein der Öffentlichkeit gedrungen ist.

Andererseits gibt es klare Hinweise darauf, dass damit ein ganz spezielles, bislang in dieser Form noch nicht aufgetretenes Krankheitsbild umschrieben ist, zu dessen Ausprägung eine Reihe von Ursachen – individuelle wie auch soziale – beitragen. Ähnlich wie beim Borderline gibt es medizinische und psychologische, trennscharfe Tests, welche die Eigenständigkeit belegen.

Wenn wir Burnout als Krankheit bezeichnen, und das Ausmaß der persönlichen Beeinträchtigung verlangt danach, so bewegen wir uns dennoch auf dünnem Eis. Zwar gibt es schlimme Krankheitssymptome in Hülle und Fülle, aber gerade ihre Vielzahl und Vielfalt machen eine Einordnung in den Katalog der Gesundheitsstörungen schwierig. (Details im Anhang)

Burnout sehen viele Gesundheitspolitiker eher als persönlich verschuldete Selbstüberforderung, berufliches Versagen oder ein Madeleine, als eine schwerwiegende Erkrankung. Damit verschließen sie ihre Augen vor der Wirklichkeit und ignorieren auch die Gefahr von Suiziden und einer drohenden Chronifizierung.

Die Unterstellung persönlichen Verschuldens, immer noch bei vielen seelischen Erkrankungen üblich, verstellt auch den Blick auf soziale Fehlentwicklungen, deren Auswirkungen vor allem auf dem Rücken von Arbeitnehmern ausgetragen werden.

Aus ärztlicher Sicht

Das Erschöpfungssyndrom ist eine Krankheit mit vielfältigen möglichen internistischen Ursachen. Charakteristisch ist eine lähmende geistige und körperliche Erschöpfung mit vielfältigen unspezifischen Symptom-Kombinationen. Dazu gehören unter anderem Müdigkeit, Muskelschmerzen, Konzentrations- und Gedächtnisstörungen, Ein- und Durchschlafstörungen, unspezifische Schmerzen, Durchfall, sowie vielfältige weitere Symptome. Die Grenzen zwischen Burnout, Müdigkeit und Erschöpfungs-Syndromen sowie Depressionen sind fließend. Eine klare Zuordnung ist bisher nur in den wenigsten Fällen eindeutig möglich. Aus internistischer Sicht ist Burnout, chronische Müdigkeit und Erschöpfung ein Chamäleon. Fast immer ist Stress die Ursache, besonders wenn er dauerhaft anhält und körperliche Schädigungen nach sich zieht, die in der Folge zu den geschilderten Symptomen führen können.

Was bewirkt Dauerstress?

Damit wir in Gefahrensituationen, bei Belastung, ganz gleich ob mentaler oder physischer Art, handlungs- und reaktionsfähig sind, stellt unser Körper bei Bedarf Stresshormone und Botenstoffe zur Verfügung, die dafür sorgen, dass wir adäquat funktionieren, anders ausgedrückt, der Situation möglichst gut gewachsen sind.

Wenn wir beispielsweise geistige Höchstleistungen vollbringen müssen, ist dies mit einem erhöhten Energiebedarf verbunden. Dann schüttet die Nebenniere das Stresshormon Cortisol aus. Es aktiviert den Stoffwechsel und sorgt dafür, dass ausreichend Energie verfügbar ist. Gleichzeitig hebt es unsere Stimmung und sichert die Energieversorgung im Gehirn und damit unsere Konzentrationsfähigkeit.

Sobald der erhöhte Energiebedarf oder die Stresssituation abgeklungen sind, fällt der Cortisolspiegel wieder auf das für die jeweilige Tageszeit normale Maß. Zur Erklärung: In den frühen Morgenstunden – gegen drei Uhr – steigt der Cortisolspiegel im Blut. Damit werden wir auf den Tag vorbereitet, denn ohne Cortisol kämen wir morgens nicht aus dem Bett. Am Abend sinkt er, damit wir zur Ruhe kommen.

Im Fall von Dauerstress schüttet die Nebenniere permanent erhöhte Mengen von Cortisol aus. Das führt dazu, dass das Abwehrsystem des Körpers in seiner Wirkung unterdrückt wird, denn Cortisol hemmt die Immunabwehr. Dies ist eine Erklärung dafür, warum Menschen mit Burn-out gegen Infektionen anfälliger sind. Hält der Stress über den ganzen Tag an und kommen die Betroffenen auch am Abend nicht zur Ruhe, ist der Cortisolspiegel für diese Tageszeit zu hoch. Das kann dazu führen, dass die Betroffenen nicht einschlafen können.

Auf Dauer verschleißt Stress die Nebennieren, die zu lange zu viel Cortisol produzieren mussten. Als Folge einer geschwächten Nebennierentätigkeit wird nicht mehr ausreichend Cortisol produziert. Vor allem der hohe morgendliche Cortisolwert, den wir brauchen um aufzuwachen und in den Tag zu starten, ist dann so niedrig, dass die Betroffenen kaum aus dem Bett kommen und sich auch tagsüber müde und schlapp fühlen.

Die Stresshormone Adrenalin und Noradrenalin werden im Nebennieren-Mark sowie im Gehirn gebildet und vermehren sich in Stresssituationen.

Adrenalin steigert die Pulsfrequenz, den Blutdruck und unsere Aufmerksamkeit. Zudem sorgt es dafür, dass das in den Muskeln gespeicherte Glykogen abgebaut und in Energie umgewandelt wird.

Noradrenalin wirkt postitiv auf unsere Aufmerksamkeit und Konzentrationsfähigkeit, es steigert die Motivation und die motorische Leistungsfähigkeit, hebt den Blutdruck und senkt die Pulsfrequenz.

Auf Dauer führt auch die permanente Ausschüttung dieser Hormone und Botenstoffe dazu, dass die Nebenniere sich erschöpft und nicht mehr ausreichend Adrenalin und Noradrenalin zur Verfügung steht. Ein Mangel an Noradrenalin führt zu erheblichen Konzentrations- und Antriebsschwäche sowie zu einer verminderten kognitiven Leistungsfähigkeit.

Im Fall eines erniedrigten Adrenalin-Spiegels ist die Bereitstellung von Energie aus den Glykolspeichern nicht mehr gewährleistet. Das bedeutet, dass dem Körper Energie fehlt.

Eine besondere Bedeutung im Hinblick auf Schlafstörungen sprechen die Autoren dieses Beitrags dem Mangel des Botenstoffes Serotonin zu.

Dieser Neurotransmitter, ein körpereigener biochemischer Botenstoff, wird zu Melatonin synthetisiert. Melatonin wiederum sorgt dafür, dass wir müde werden und durchschlafen können.
Bei Dauerstress sinkt die Serotonin-Konzentration und damit der Melatoninspiegel, was erklärt, warum viele Menschen mit Burnout an Schlafstörungen besonders an Durchschlafstörungen leiden.

Doch Serotonin ist nicht nur für einen guten Schlaf verantwortlich. Der Botenstoff, der gern als Glücks- oder Wohlfühlhormon bezeichnet wird, hebt unsere Stimmung ebenso wie unsere Motivation und sorgt dafür, dass wir uns nach aktiven Phasen erholen können.

Ein Mangel an Serotonin kann nicht nur mit Stimmungsschwankungen einhergehen, sondern auch zu erheblichen Konzentrationsstörungen, Migräneanfällen, Reizdarm und extremer Erschöpfung führen.

Weitere Ursachen, die zu einem Burnout führen können sind:

Schilddrüsen-Unterfunktion

Herzfehler

Blockaden oder Nerven-Schädigung des Symphatikus und Parasymphatikus

Eine weitere Ursache von Erschöpfungssyndromen, Burnout und Müdigkeit sind Schilddrüsenerkrankungen. Die bekannteste und wohl häufigste Schilddrüsenerkrankung ist die einfache Unterfunktion entweder durch eine anlagebedingte zu kleine Schilddrüse oder einen Mangel an Mineral- und Spurenelementen wie Jod und Selen.

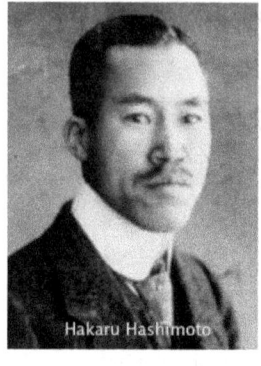

Hakaru Hashimoto

Eine weitere sehr häufige Erkrankung der Schilddrüsen ist die Hashimoto-Thyreoiditis. Hierbei handelt es sich um eine Autoimmunerkrankung, die zu einer chronischen Entzündung der Schilddrüse führt. Bei dieser Erkrankung kommt es in Folge eines fehlgeleiteten Immunprozesses zur Zerstörung von Schilddrüsengewebe durch so genannte T-Lymphozyten. Darüber hinaus ist eine Antikörperbildung gegen Antigene der Schilddrüse nachweisbar. Diese Krankheit wurde nach dem japanischen Arzt Dr. Hakaru Hashimoto benannt, der sie 1912 als erster beschrieb.

Die Hashimoto-Thyreoiditis ist eine der häufigsten Autoimmunerkrankungen des Menschen und die häufigste Ursache der primären Schilddrüsen-Unterfunktion.

Eine amerikanische Erhebung ergab bei einer Stichprobe bei 10 % der Probanden aus der Bevölkerung erhöhte Antikörper. Frauen erkranken deutlich häufiger als Männer.

Die Veranlagung für Hashimoto unterliegt einer familiären Häufung. Beobachtungen zeigen, dass die Hashimoto-Thyreoiditis häufig im Zusammenhang mit hormonellen Umstellungen aber auch in Folge von Belastungssituationen ausbrechen kann. Die genauen Wirkfaktoren, die zum Ausbruch einer Hashimoto-Thyreoiditis führen können, sind noch nicht hinreichend geklärt. Zur Debatte stehen neben einer gehäuften familiären Vorbelastung unter anderem auch Stress.

Es gibt aber auch noch weitere internistische Ursachen für Burnout, Erschöpfung und Müdigkeitssyndrome. Unbedingt immer abgeklärt, gehören die Herz- und Lungengesundheit des Patienten. So können Herzfehler, Klappendefekte, Erregungs-Ausbreitungsstörungen, Bluthochdruck, Asthma bronchiale und Lungenerkrankungen (COPD oder Diffusionsstörungen) Ursachen für chronische Erschöpfung, Müdigkeit und Burnout sein. Eine Abklärung beim Internisten empfiehlt sich daher grundsätzlich bei jeder Art von körperlicher oder geistiger Erschöpfung, um eventuelle internistische Ursachen als Grund für die Symptome ausschließen zu können.

Das Betätigungsfeld des Internisten ist dabei noch wesentlich komplexer als hier beschrieben. Es gibt noch Dutzende weitere internistische mögliche Ursachen für Erschöpfungssyndrome, auf die hier im Einzelnen nicht mehr eingegangen wird.

Weiterhin gilt es abzuklären, ob im Körper chronische Entzündungsprozesse vorliegen, die auch durch eine erhöhte Stickstoff-Konzentration hervorgerufen werden können. Chronische Entzündungsreaktionen im Körper können die so genannten Kraftwerke in Zellen, die Mitochondrien,ebenfalls in ihrer Funktion beeinträchtigen.

Eine weitere Ursache, die zu einem Burnout führen kann, ist das Leaky Gut Syndrom. „Leaky Gut" ist ein Begriff aus dem Englischen und bedeutet übersetzt so viel wie „durchlässiger Darm". Nährstoffe, Toxine, Ausscheidungsstoffe und Bakterien gelangen über die geschädigte Darmschleimhaut direkt in den Organismus und können hier Beschwerden verschiedenster Art hervorrufen.

Der Dünndarm spielt eine wichtige Rolle in der Verdauung: Hier werden die lebensnotwendigen Nährstoffe, Vitamine und Mineralien aufgespalten und aufgenommen (resorbiert). Sie gelangen ins Blut und können verwertet werden. Auch einen Grossteil der Verdauungssäfte wie Speichel und Galle oder Sekrete aus Magen und Darm nimmt der Dünndarm wieder auf und regeneriert sie so, dass sie wieder zur Verfügung stehen – ein Kreislauf entsteht.

Die nächste Station, der Dickdarm, entzieht diesem Brei Wasser und dickt ihn somit ein. Elektrolyte wie Natrium, Kalium oder Magnesium gelangen über das resorbierte Wasser in die Blutbahn und sorgen für eine optimale Funktion von Herz, Muskeln, sowie anderen Organen und Abläufen im menschlichen Körper.

Im Gegensatz zum Dünndarm gibt es im Dickdarm eine Vielzahl von Bakterien. In normaler Anzahl schaden diese aber nicht, sondern bilden die so genannte physiologische Darmflora. Zu den bekannten Bakterien zählen Escherichia coli (Darmbakterien) und Enterokokken (Milchsäure-Bakterien). Bestandteile der Nahrung, die im Dünndarm nicht verdaut wurden, werden von den heimischen Dickdarm-Bakterien abgebaut.

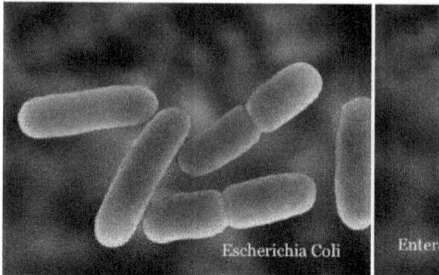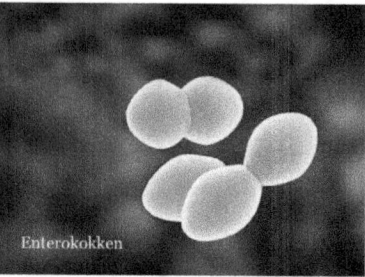

Escherichia Coli

Enterokokken

Da viele Erreger von Krankheiten über die Nahrung in den Körper gelangen, hat die Evolution an dieser Stelle vorgesorgt, indem im Darm ein Teil des Immunsystems liegt: die Peyer-Plaques. Dieses lymphatische Gewebe bildet zahlreiche Antikörper, die eingedrungene Bakterien und Viren bekämpfen. Es findet sich zum Großteil im Dünndarm, aber auch am Wurmfortsatz, umgangssprachlich auch Blinddarm genannt.

Aufgrund solcher Problematik im Darm, findet man häufig Durchfall, Blähungen und Obstipation. Begleitet wird dies oft von Verwertung-Störungen, die sich durch Gewichtsverlust, Ödeme, Blutungsneigung, Anämie, Krämpfe, Schwäche oder Ausbleiben der Regelblutung äußern können. Weitere internistische Untersuchungen sind im Anhang beschrieben.

Schlafmedizin

Gestörter Schlaf führt zu gesundheitlichen und seelischen Schäden. Die Wissenschaft hält jedoch noch keine exakte Quantifizierung der notwendigen Menge an Schlaf bereit. In den Industrienationen geht man von circa 7 Stunden aus, wobei dies interindividuell variieren kann. Die Leistungsfähigkeit, sowohl mental als auch psychisch, ist von einer ausreichenden Schlafmenge und Qualität abhängig. Sozialer und beruflicher Erfolg können in Folge einer Schlafstörung Schaden nehmen. Auch Burnout ist häufig mit schlafmedizinischen Beeinträchtigungen verbunden.

Der Variationsreichtum der Schlafstörungen ist vielfältig und bedarf somit einer genaueren Betrachtung. Neben einer sorgfältigen Anamnese-Erhebung durch einen schlafmedizinisch geschulten Arzt oder Psychologen ist die weitergehende endoskopische Überprüfung der Durchgängigkeit der oberen Atemwege durch den HNO-Arzt erforderlich. Dazu kommt die auf Schlafstadien bezogene apparative Untersuchung.

Eine Schlafstörung kann viele Gesichter haben, so finden wir Einschlafstörungen, Durchschlafstörungen und Tagesschläfrigkeit. Letztere ist charakterisiert durch eine reduzierte zentralnervöse Aktivität, die in monotonen Situationen dazu führt, einzuschlafen. Abzugrenzen ist dies von der Müdigkeit, die vielgestaltig auftreten kann, eine universelle menschliche Erfahrung ist und die verminderte Fähigkeit darstellt, den Funktionen des Organismus gerecht zu werden. Meist suchen die Betroffenen erst ärztliche Hilfe, wenn die individuelle Kompensationsfähigkeit erschöpft ist. In diesem Zusammenhang treten häufig Erschöpfungserscheinungen (fatigue) auf. Unter dem Leitbegriff „der nicht erholsame Schlaf" lassen sich alle Schlafstörungen, schlafbezogene Atmungsstörungen, Schlafstörungen zentralnervösen Ursprungs, Schlaf-Wach-Rhythmusstörungen und schlafbezogene Bewegungsstörungen zusammenfassen.

Die Diagnose wird gestellt, indem neben der umfangreichen Befragung des Patienten auch standardisierte Fragebögen verwendet werden, die eine Vergleichbarkeit der erzielten Ergebnisse ermöglichen. Auch die Selbstbeurteilung des Betroffenen mittels Tagebuchaufzeichnungen oder visuellen Analogskalen oder anderen Protokollen ist von Interesse. Schilderungen des Bettpartners sind einerseits als Betroffene, aber auch als externe Beobachter von diagnostischem Wert, wobei über störendes Schnarchen mit zum Teil länger andauernden Atempausen oder das im Schlaf vom Bettpartner getreten werden, berichtet wird. Über Libidoprobleme, Potenzstörungen oder Wesensveränderungen wird ebenfalls geklagt. Der Patient selbst berichtet häufig über plötzliches nächtliches Erwachen mit regelrechtem Lufthunger, dem nach Luft schnappen und morgendlicher Mundtrockenheit. Weiter beobachten die Patienten an sich häufig Tagesmüdigkeit, Leistungsknick, diffuse dumpfe Kopfschmerzen, Mundtrockenheit, Unlustgefühle und sexuelle Antriebslosigkeit.

Bei den im Schlaf auftretenden Atmungsstörungen beobachtet man eine verminderte Aktivität, bis hin zum vorübergehenden Atemstillstand. Dabei sinkt der Sauerstoffspiegel ab und der Partialdruck für Kohlendioxid im Blut steigt an. Es kommt zu einer Azidose, einer Übersäuerung des Blutes. Dies wiederum bewirkt über Steuerungsmechanismen im Hirnstamm die Aktivierung der Nebenniere. Dabei wird von der Nebenniere Adrenalin ausgeschüttet, was wiederum zur so genannten Erweckungsreaktion und zum Anstieg der Herzfrequenz führt. Dieser erhöhte Puls bei massivem Sauerstoffmangel – aufgrund der verminderten Atmungstätigkeit – kann eine erhebliche Belastung für das Herz darstellen und das Risiko für Bluthochdruck, Herzrhythmusstörungen, Herzinfarkt oder Schlaganfall deutlich erhöhen (Peppard 2000, Andaku 2015, Drager 2010).

Die Erweckungsreaktion trägt dazu bei, dass das momentane Schlafstadium verlassen wird um eine verbesserte Wachheit und einen erhöhten Muskeltonus zu erreichen. Die Schlaf-Architektur wird dabei nachhaltig beeinflusst. Albträume oder auch Traumlosigkeit können die Folge sein. Diese Effekte können sich periodisch während der Nacht wiederholen. Betroffene können unter Umständen keine tiefen Schlafstadien oder einen Traumschlaf erreichen, sondern pendeln stets zwischen Einschlafen und Aufwachen. Dabei muss das Aufwachen nicht einmal als solches erlebt werden. Damit wird ein Zustand erreicht, bei dem eine ausreichende Atmung wieder für genügend Sauerstoff im Blut sorgt, der Kohlendioxidgehalt und die Übersäuerung des Blutes wieder abnehmen. Der erhöhte Muskeltonus sorgt für eine Öffnung der oberen Atemwege im Rachen. Nach kurzer Zeit nimmt jedoch mit zunehmender Schlaftiefe der Muskeltonus wieder ab, wodurch die Atemwege kollabieren. Der Zyklus beginnt von neuem. Betroffene können sich am kommenden Morgen nicht daran erinnern, merken jedoch, dass die Nacht nicht erholsam, sondern extrem anstrengend war.

Die unmittelbaren Konsequenzen sind Tagesmüdigkeit, Abgespanntheit und ein erhöhtes Unfallrisiko am Arbeitsplatz und im Verkehr. Tritt in dieser Situation ein Verkehrsunfall auf, und lässt dieser sich auf die Müdigkeit bei bekannter obstruktiver Schlafstörung zurückführen, sind bei Berufskraftfahrern strafrechtliche Konsequenzen möglich. Diese können neben einer Geld- oder Freiheitsstrafe den Verlust der Fahrerlaubnis und unter Umständen auch den Verlust von Versicherungsleistungen umfassen.

Wir unterscheiden zentrale von peripheren Atempausen (Apnoen). Für zentrale Atempausen ist eine verminderte Ansteuerung der Atem-Muskulatur durch das Atemzentrum im Hirn verantwortlich. Es findet kein Einatmen statt. Diese zentralen Apnoen können jedoch sowohl beim Einschlafen als auch in den traumreichen Phasen des so genannten REM-Schlafs auftreten. Wie viele der zentralen Apnoen als noch normal bewertet werden können, ist wissenschaftlich noch nicht abschließend geklärt. Die Abgrenzung der zentralen von den obstruktiven Atempausen erfolgt durch die Messung der Atmungsanstrengungen mittels *Induktionsplethysmographie* oder durch die Atemdruckmessung mittels nasalem *Staudrucksensor.* Auch die *Ösophagusdruckmessung* kann hier zur Unterscheidung herangezogen werden.

Die Diagnostik der Schlafstörung sollte so umfassend sein, dass eine organische oder psychische Erkrankung als eine Ursache der Schlafstörung ausgeschlossen werden kann. Dazu gehört auch die Kenntnis über eventuelle Medikamenteneinnahmen oder Alkoholkonsum, da diese einen Effekt auf die zentrale Atmungssteuerung oder auch die Erschlaffung der Schlund- und Zungenmuskulatur haben und damit unter Umständen die Schlafarchitektur erheblich beeinflussen.

Weiterhin sollte eine HNO-ärztliche Kontrolle der oberen Luftwege erfolgen um deren Durchgängigkeit zu überprüfen. So kann eine ständig verstopfte Nase, chronische Entzündungen der Nasennebenhöhlen, Allergien oder eine Verkrümmung der Nasenscheidewand zur teilweisen oder überwiegenden Mundatmung und damit zum Schnarchen führen. Weiterhin können große Gaumenmandeln und ein vergrößertes Zäpfchen – meist mit zusätzlichen Schleimhautfalten im seitlichen Gaumenbereich – zu anatomischen Engstellen führen, die damit entweder zum Schnarchen führen oder dies verstärken können.

An apparativen Meßmethoden kommen mobile oder stationäre Geräte zum Einsatz. Die dabei untersuchten Parameter beziehen sich auf Schlaftiefe und Schlafqualität, Atmung, das akustisch wahrnehmbare und je nach Lautstärke damit sozial störende Schnarchen, die Sauerstoffsättigung, Herz-Kreislauf Funktion und die Körperlage sowie die Bewegungssituation. Die mobilen Geräte (Polygraphiesysteme) ermöglichen eine Messung zumeist mehrerer Dimensionen des Schlafes in der gewohnten heimischen Umgebung. Die Auswertung erfolgt dann am nächsten Tag in der Praxis.

Der Einsatz stationärer Geräte wie die Polysomnographie (PSG) erfordert den nächtlichen Aufenthalt von Patienten in einem Schlaflabor, wobei ebenfalls unter standardisierten Bedingungen eine Aufzeichnung der verschiedenen

Parameter erfolgt. Hier werden neben der Videoaufzeichnung die Körperlage und Bewegung (EMG), die Lautstärke der Schnarchgeräusche (Mikrophon), der Atemfluss (Staudruck), die Atmungsanstrengung (Induktionsplethysmographie), die Herzstromkurve (EKG), die Schlaftiefe (EEG, EOG), die periphere Sauerstoffsättigung (Pulsoxymetrie, pO2) und der Kohlendioxidgehalt dokumentiert. Gegebenenfalls wird auch eine Druckmessung in der Speiseröhre durchgeführt.

Aus diesen in der Polygraphie und der Polysomnographie (PSG) erhaltenen Werten lassen sich verschiedene Quotienten berechnen, die zu einem Zahlenwert führen, um eine Aussage über den Schweregrad der jeweils vorherrschenden Schlafstörung treffen zu können.

Der Apnoe/Hypopnoe Index (AHI) wird in der Polysomnographie ermittelt und ergibt eine gute Einschätzung über das Vorliegen einer obstruktiven Schlafapnoe (OSA). Dabei zeigt ein AHI zwischen 15 und 30 Ereignissen pro Stunde eine mittelgradige Schlafapnoe, über 30 eine schwergradige Schlafapnoe.

Der gesunde Schlaf umfasst zwei Schlafstadien die als Leichtschlafstadien klassifiziert werden. Weiterhin finden sich zwei Tiefschlafstadien und der rapid-eye-movement (REM) Schlaf. Schließlich findet sich das Stadium „wach", welches gerade bei Befunden mit Krankheitswert mehrfach in der Nacht auftritt. Dem gehen so genannte im EEG sichtbare „arousals" zuvor.

Der zirkadiane, also der innere 24-stündige Rhythmus sorgt beim Menschen für einen erholsamen Schlaf während der Nacht und eine maximale Leistungsfähigkeit bei Tag. Diese zyklischen Schwankungen von Leistungsfähigkeit und Erholungsnotwendigkeit erleben wir alle. Unser Körper orientiert sich am stärksten am Lichtreiz über die Photorezeptoren des Auges. Die zirkadianen Systeme synchronisieren sich über einen endogenen Schrittmacher. Die Körpertemperatur ist dabei eine Leitvariable, die Einstellung und Veränderung erfolgt über den Hypothalamus im Gehirn. Hormonsekretion, der Stoffwechsel und der Blutdruck werden auch in diesem Zusammenhang gesteuert. Neurotransmitter im Hirnstamm sind für die Schlaf-Wach-Regulation zuständig. Medikamente oder Drogen können dieses Gleichgewicht stören und Einfluss auf die Aktivität der Neurotransmitter nehmen. Dabei kann es zu Verschiebungen einerseits in Richtung Schlaf oder Wachzustand geben.

Verstöße gegen diese biologischen Notwendigkeiten sind in unserem heutigen Leben an der Tagesordnung. Die Folgen sind: Einschränkungen des Wohlbefindens, der Erholung und der Leistungsfähigkeit. Bei lang anhaltender Schädigung kommt es zu Verdauungsstörungen, Herz-Kreislauf Reaktionen und Stoffwechselerkrankungen.

Chronischer Schlafmangel führt zu Konzentrations- und Aufmerksamkeitsdefiziten, Antriebsmangel, Erschöpfung, Rastlosigkeit, Koordinationsstörungen. Weiterhin kann es zu Störungen im Sozialverhalten und der Partnerschaft, sowie zu Arbeits- und Verkehrsunfällen kommen.

Hier kommt dem Jetlag, insbesondere im Wiederholungsfall, dem Schichtarbeitersyndrom und der Entkoppelung innerer und äußerer Rhythmen im Verhältnis zum Hell-Dunkel Wechsel bei Personen, die gewohnheitsmäßig zu wenig Nachtschlaf haben, besondere Bedeutung zu.

Somit muss sich jeder Betroffene die Frage stellen, ob er einen adäquaten Umgang mit Schlaf hat und ob er diesen dem zirkadianen Rhythmus angepasst hat. Information, Prävention und Verhaltenstraining nehmen somit bereits eine entscheidende Rolle ein.

Es ist nicht schwer, die einfachen Regeln der „Schlafhygiene" zu beachten,

Verzicht auf alkoholhaltige oder koffeinhaltige Getränke

Verzicht auf medikamentöse Unterstützung wie Schlafmittel oder Appetitzügler

Reduktion von körperlicher und geistiger Belastung vor dem Zubettgehen

leichte Kost als Abendmahlzeit einzunehmen

Einschlaf-Rituale

Schaffen einer angenehmen Atmosphäre im Schlafzimmer

Verzicht auf Uhr oder Wecker im Sichtbereich

Die auslösenden Faktoren einer obstruktiven Schlafapnoe sind in erster Linie die Relation zwischen Gewicht und Körpergröße, die als Body-Mass-Index (BMI) ausgedrückt wird. Weitere Faktoren sind Geschlecht, Alter, und die Anatomie des Gesichtsschädels und der oberen Atemwege. Auch Faktoren wie das Rauchen, Alkohol- und Medikamenteneinnahme, Schwangerschaft und einige internistische Erkrankungen spielen eine Rolle.

An dieser Stelle ist auch die besondere Situation des Kindes zu betonen. Mit einer Prävalenz von 2% kommt es bei ansonsten gesunden Kindern zu einer obstruktiven Schlafstörung. Ursächlich hierfür sind die im Vorschulalter gehäuft anzutreffenden vergrößerten Gaumen- und Rachenmandeln. Da die Kinder eine höhere Atemfrequenz aufweisen als Erwachsene, bei gleichzeitig kleinerer funktioneller Residualkapazität (der Menge an Luft, die nach dem Ausatmen noch in der Lunge verbleibt), bewirken bereits kurze Apnoephasen einen ausgeprägten Abfall der Sauerstoffsättigung. Diese Störungen treten bevorzugt im REM-Schlaf auf. Die Folge sind Kopfschmerzen, Aggressivität und Konzentrationsstörungen, sowie Entwicklungs- und Wachstumsverzögerung. Diese Symptome können auch den schulischen Erfolg nachhaltig beeinflussen. Eine operative Entfernung von überschüssigem lymphatischen Gewebe reduziert die obstruktive Komponente. Dadurch erst kann eine normale weitere Entwicklung ermöglicht werden.

Die Therapie der obstruktiven Schlafapnoe lässt sich in apparative und operative Maßnahmen aufteilen. Zunächst sind einige grundsätzliche Vorkehrungen zu treffen: Bereits die Verwendung eines zusätzlichen Kopfkissens kann zur Abschwellung der Nasenschleimhäute und damit zu einer verbesserten Nasenatmung führen. Zusätzlich kann bei leichten Behinderungen der Nasenatmung ein spezielles Pflaster den Naseneingang weiten und so für eine verbesserte Luftzufuhr sorgen. Auch für die Vermeidung der Rückenlage können bestimmte Textilien (Rückenlagen-Verhinderungswesten) hilfreich sein. Der in Rückenlage ansonsten häufig zurückfallende Unterkiefer kann durch individuell zahnärztlich angepasste Schienen (Protrusions-Schienensysteme) vorne gehalten werden, sodass die Zunge nicht zurückfallen kann und die Atemwege frei bleiben.

Hausstaubmilben und Bettfedern werden von dafür empfindlichen Personen nicht toleriert, was zu Schleimhautschwellungen bis hin zu asthmatischen Zuständen führen kann. Hier kann hypoallergene Bettwäsche oder eine spezifische Immuntherapie für Abhilfe sorgen.

Ergänzend dazu werden verschiedene chirurgische Verfahren angeboten, die nach Art und Umfang wiederum abhängig von den individuellen anatomisch vorherrschenden Bedingungen sind. Erwachsene können bei Vorliegen eines verlängerten Zäpfchens und ausgeprägten Gaumenfalten von einer Entfernung des überschüssigen Gewebes profitieren. Die minimal invasiven Eingriffe mittels Laser- oder Radiofrequenzchirurgie an den Nasenmuscheln, dem Weichgaumen und dem Zungengrund, finden zunehmende Verbreitung, können aber höhergradige nächtliche Apnoen nicht vollständig verhindern.

In Einzelfällen, bei engen oberen Atemwegen durch Dysplasien des Gesichtsschädels, kann eine operative Verschiebung der Kiefer notwendig sein. Seltener werden Verfahren angewendet, welche die Zunge durch eine Schraube am Unterkiefer fixieren (Zungensuspension), oder bei der Zungenbein und Kehlkopf derart miteinander verbunden werden, dass der Schlund offen bleibt (Hyoidsuspension).

Höhergradige obstruktive Störungen bedürfen einer Überdruckbeatmung über die Nase (CPAP). Diese wird im Schlaflabor individuell angepasst und in regelmäßigen Abständen kontrolliert. Durch dieses abgestufte Vorgehen kann der überwiegende Teil der Patienten sehr gut behandelt werden. Der früher zur Umgehung der kollabierenden Atemwege notwendige Luftröhrenschnitt wird heute nur noch in Ausnahmefällen durchgeführt.

Spezielle Schlafmedizinische Literatur:

Peppard PE1, Young T, Palta M, Skatrud J. Prospective study of the association between sleep-disordered breathing and hypertension. N Engl J Med. 2000 May 11;342(19):1378-84.

Andaku D, D Almeida V, Carneiro G, Hix S, Tufik S, Togeiro S. Sleepiness, inflammation and oxidative stress markers in middle-aged males with obstructive sleep apnea without metabolic syndrome: a cross-sectional study. Respir Res. 2015 Jan 14;16(1):3. [Epub ahead of print]

Drager LF1, Lopes HF, Maki-Nunes C, Trombetta IC, Toschi-Dias E, Alves MJ, Fraga RF, Jun JC, Negrão CE, Krieger EM, Polotsky VY, Lorenzi-Filho G. The impact of obstructive sleep apnea on metabolic and inflammatory markers in consecutive patients with metabolic syndrome. PLoS One. 2010 Aug 11;5(8):e12065. doi: 10.1371/journal.pone.0012065.

http://www.awmf.org/uploads/tx_szleitlinien/
017-069l_S2_Therapie_obstruktive_Schlafapnoe_Erwachsenen_2011-07.pdf

http://www.awmf.org/uploads/tx_szleitlinien/063-001l.pdf

Aus psychologischer Sicht

Zur Unterscheidung verschiedener Störungen benutzt man in der Psychologie Testverfahren wie wir sie in vielfältiger Ausführung auch aus Prüfungen kennen. So besteht der schriftliche Teil der Fahrprüfung in Deutschland aus so genannten „multiple-choice"-Aufgaben, Wahlmöglichkeiten von denen eine oder auch mehrere Antworten richtig sind.

Andere, freiere Tests verlangen eine bestimmte Deutung, etwa so genannte „projektive" Tests, bei denen der Psychologe aus der Interpretation Schlüsse auf die Persönlichkeit und das Erleben des Probanden ziehen kann.

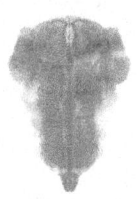 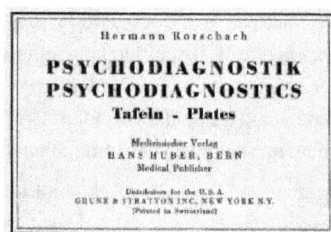

Ein Beispiel: Dieses selbst leicht herstellbare Klexbild (links) stammt nicht aus dem von Hermann Rorschach entwickelten Rorschach-Test in dem Probanden Tintenkleckse deuten. Bilder aus dem eigentlichen Test dürfen nicht publiziert werden, da sie sonst für die Diagnostik nur eingeschränkt verwertbar sind.

Aber auch praktische Arbeiten wie eine Drahtbiegeprobe kann als Test wertvolle Schlussfolgerungen ermöglichen. Für alle wissenschaftlich erprobten Testverfahren gilt, dass für sie eine Art Eichung erforderlich ist. Damit unterscheiden sie sich von unzähligen Fragebogen in Zeitschriften und im Online-Angebot, deren Qualifikation zwar augenscheinlich gut, aber dennoch für fundierte Aussagen unzureichend ist. Tests müssen getestet werden, und zwar nach allen Regeln der Kunst, sprich der Statistik. Deshalb sind diese

Untersuchungsverfahren nicht nur kostspielig, sondern auch nur für ausgewiesene Fachleute entwickelt und nicht im freien Handel erhältlich.

DIAGNOSESTELLUNG

Dem Thema Burnout wird in der letzte Zeit sehr viel Aufmerksamkeit gewidmet. Dennoch ist die psychologische Diagnostik über eine grobe Verhaltensbeschreibung in Fragebögen (so im MBI, dem Maslach Burnout Inventory) nur wenig vorangekommen. Eine Differenzierung der Krankheit, also die Unterscheidung von anderen Störungen und die Überschneidungen mit anderen Diagnosen, warten weiter auf Klarstellung.

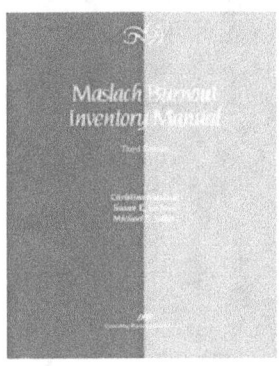

In der Öffentlichkeit wird das zunehmende Interesse am Thema Burnout auch durch die unklaren Definitionen verstärkt. Einige sprechen dabei von Depressionen oder einer Modeerscheinung, Skeptiker betonen demgegenüber, dass es überhaupt kein Burnout gebe. Es könne sich womöglich auch um eine Form der Angst- oder Essstörung handeln.

Was demnach alle dringend fordern, die sich mit den massiven Krankheitsfolgen beschäftigen, deren Umfang nur unzureichend als dramatisch für das persönliche Schicksal und die Gesellschaft bezeichnet wird, ist eine einheitliche Definition von Burnout. Solange sich Burnout in der öffentlichen Wahrnehmung ebenso wie in Teilen der Fachpresse im Schwebezustand zwischen Hochstilisierung als Phänomen des 21. Jahrhunderts und Banalisierung als altbekannte psychiatrische Erkrankung befindet, sind gezielt wirksame Behandlungsmöglichkeiten kaum zu erwarten.

Der Schwerpunkt dieser Pilotstudie liegt daher auf die Abgrenzung des Burnout von anderen Diagnosen. Zudem ist die Entwicklung der Krankheit in Stufen zu analysieren und daraus die für die Therapie relevanten Ansätze zu entwickeln.

Symptome von Burnout könnten unter mehreren Gesichtspunkten erfasst werden. Verallgemeinert findet man emotionale, soziale, kognitive und körperliche Symptome (2011).

Zuerst treten die emotionalen Symptome auf, die meist nicht beachtet und vor allem von Männern gern übergangen werden. Bei emotionalen Symptomen wie Lustlosigkeit leiden die Leistungen noch nicht stark, dass sie als vorübergehend wahrgenommen werden und den Leidensdruck nicht verstärken.

Soziale Symptome, die sich an einer abnehmenden Zahl von kommunikativen Kontakten bis hin zur sozialen Isolation zeigen, folgen danach. Somit kann der in der Arbeit entstandene Stress nicht abgebaut und kompensiert werden. Weshalb? Der Patient kann sich weniger von der Arbeit distanzieren, findet Selbstverwirklichung fast nur mehr am Arbeitsplatz.

Ziemlich rasch folgen die so genannten kognitiven Symptome, wie Konzentrationsschwäche und Störungen der Merkfähigkeit. Dies nehmen Patienten nicht so dramatisch wahr, dass sie gleich professionelle Hilfe suchen, wodurch dann weitere Einschränkungen, wie Müdigkeit, Schlaflosigkeit,

Stufenmodell der Burnout-Entwicklung

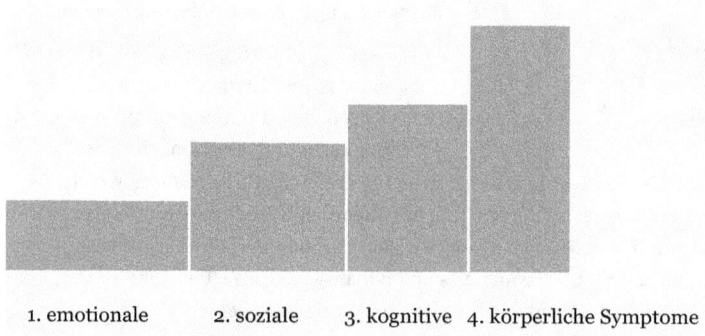

1. emotionale   2. soziale   3. kognitive 4. körperliche Symptome

Schließlich erfahren Patienten in der Regel so massive körperliche Symptome, vor allem Schwächegefühle bis zur Unfähigkeit, das Bett zu verlassen, die nicht mehr zu ignorieren sind.

DEPRESSION UND BURNOUT

Obwohl die Anzahl von Artikeln in der Fachliteratur zum Thema Burnout explosionsartig zugenommen hat, gelingen genauere Definitionen nur wenigen Autoren. Die Problematik der Diagnostik bleibt dabei auch unberücksichtigt. Die häufig von Psychiatern wie Ulrich Hegerl geäußerte These, dass Burnout eine Form der Depression sei, findet aktuell immer häufiger keine Bestätigung.

Ulrich Hegerl: Burnout meint oft nichts anderes als eine Depression, und das ist eine ernst zu nehmende psychische Erkrankung, oft sogar eine lebensbedrohliche. Burnout klingt vielleicht besser. Aber ich halte es für gefährlich, von Burnout statt von Depression zu sprechen. Das stiftet nur Verwirrung.

Die vorliegende Untersuchung beruht auf der therapeutischen Arbeit mit Burnout-Patienten und aktuellen Ergebnissen von Testauswertungen. Dabei sollten sich für die These, dass sich Burnout grundsätzlich von Depressionen unterscheidet, Bestätigungen finden lassen.

Bisher kann diese Studie noch auf keine ausreichende Zahl von Patienten zurückgreifen, um unangreifbare, statistisch signifikante Ergebnisse vorzulegen (siehe Statistik im Anhang). Im Zentrum der therapeutischen Arbeit stand die erfolgreiche Behandlung der Betroffenen. Immerhin leistet der Beitrag eine Analyse der typischen und unverwechselbaren Verläufe des Burnout.

Burnout-Tests

Intelligenztests kennt vermutlich jeder. Für eine umfassende Untersuchung des so genannten Intelligenzquotienten, abgekürzt IQ, ist eine ganze Batterie von Einzeltests in einem Paket verfügbar, die wesentliche Teilgebiete, wie die sprachliche, logische und soziale Intelligenz enthalten. Im Anhang ist eine Beschreibung des gebräuchlichsten Intelligenztests HAWIE für Erwachsene zu finden.

Lässt sich damit ein wesentliches Charakteristikum des Burnout, nämlich der Zusammenbruch der intellektuellen Leistungsfähigkeit unabhängig von der

Dafür werden 2 verschiedene Tests, die Teilbereiche der Intelligenz erfassen, eingesetzt:

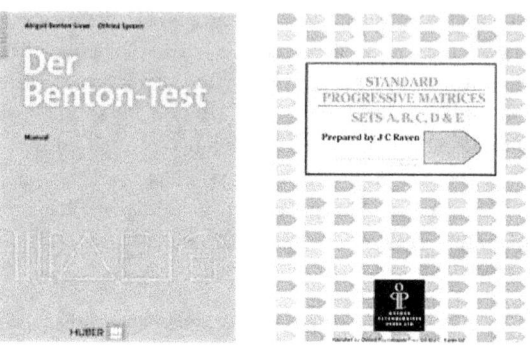

Der so genannte BENTON-Test misst die Leistungsfähigkeit im Erfassen einer nicht näher beschriebenen Aufgabe, die Konzentration darauf, die Gedächtnisleistung und Umsetzung in eigenes Handeln, die Fähigkeit zur Reproduktion. Genau darin unterscheiden sich nämlich Gesunde von Burnout-Erkrankten, die zwar meist hohe Intelligenz aufweisen, aber über ihre Fähigkeit krankheitsbedingt nicht oder nur unzureichend verfügen können. In der Regel versagen sie bei diesem Test und erzielen eine Bewertung im Bereich des Schwachsinns. Nach der Gesundung kann eine Wiederholung des Tests mit einer Parallelform die Wiederherstellung der geistigen Leistungsfähigkeit belegen.

In einem zweiten Test wird der Nachweis der weiterhin vorhandenen Fähigkeit zum logischen Denken erbracht. Sehr gut eignet sich dafür ein so genannter nonverbaler und interkultureller Test, der weder sprachliches Verständnis verlangt noch Konzentration unter Zeitdruck. Burnout-Patienten schneiden dabei regelmäßig hervorragend ab und erreichen die höchste Wertung. (Im Anhang ist dieser Test unter Ravens Progressive Matrices beschrieben.)
Die Kombination zweier Tests erfasst eine wesentliche Komponente der Burnout-Symptomatik und entlarvt eventuelle Täuschungsmanöver.

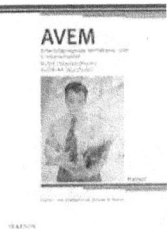

AVEM

Der Fragebogen Arbeitsbezogenes Verhaltens- und Erlebensmuster (AVEM, Schaarschmidt & Fischer, 2008) erlaubt die Erhebung der psychischen Beanspruchung von Menschen im Zusammenhang mit der Bewältigung ihrer Anforderungen durch Arbeit und Beruf. Die Ergebnisse lassen auf vorhandene Gesundheitsressourcen, aber auch Gesundheitsrisiken schließen.

Mit dem AVEM werden folgende Merkmale arbeitsbezogenen Verhaltens und Erlebens erfasst, die drei Bereichen zuzuordnen sind:

Merkmale	
Bedeutsamkeit der Arbeit	
beruflicher Ehrgeiz	
Verausgabungsbereitschaft	Arbeitsengagement
Perfektionsstreben	
Distanzierungsfähigkeit	
Resignationstendenz bei Misserfolg	Widerstandskraft
offensive Problembewältigung	
innere Ruhe und Ausgeglichenheit	gegen Belastungen
Erfolgserleben im Beruf	
Lebenszufriedenheit	Emotionen in Arbeit
Erleben sozialer Unterstützung	und Beruf

Auf der Grundlage der 11 Merkmale lassen sich vier Muster arbeitsbezogenen Verhaltens und Erlebens unterscheiden:

Muster G

Es ist gekennzeichnet durch hohes, jedoch nicht exzessives Engagement, verbunden mit Widerstandsfähigkeit und ausgeprägtem Wohlbefinden.

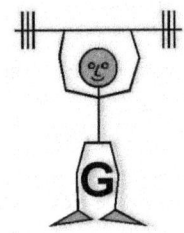

Vom Muster G wird gesprochen, weil es dem *Gesundheitsideal* weitgehend entspricht. Bei Personen, die diesem Muster zuzuordnen sind, finden sich das geringste Ausmaß körperlich-funktioneller Beschwerden und psychischer Beeinträchtigungen sowie die wenigsten Krankentage.

Muster S

Beim Muster S zeigt sich ein geringes Engagement
gegenüber der Arbeit bei erhaltener
Widerstandsfähigkeit und (relativem) Wohlbefinden.

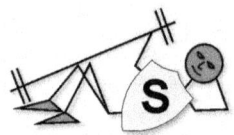

Die Bezeichnung S verweist auf Schonung bzw.
Schutz vor Überlastung, was in diesem Falle für das Verhältnis gegenüber der
Arbeit bestimmend ist.

Den folgenden beiden Muster kommt eine besondere Bedeutung zu, denn sie
sind als Risikomuster zu verstehen. Beide verweisen auf arbeitsbezogene
Erlebens- und Verhaltensweisen, die psychische Gefährdungen und
Beeinträchtigungen anzeigen:

Risikomuster A

Für dieses Muster ist eine deutliche Tendenz zur
Selbstüberforderung kennzeichnend, die mit exzessivem
Engagement bei Einschränkungen in der
Widerstandsfähigkeit und im Wohlbefinden einhergeht.

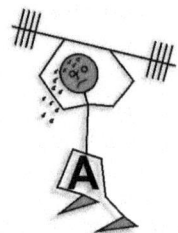

Das Charakteristische dieses Musters besteht darin, dass
hohe Anstrengung keine angemessene Entsprechung in
positiven Emotionen findet. Dieses Missverhältnis wird
auch als „Gratifikationskrise" bezeichnet. Personen des Musters A zeigen häufig
vermehrte körperlich-funktionelle und psychische Beschwerden.

Risikomuster B

Dieses Muster lässt vor allem starke Resignationstendenz
und verringertes Engagement bei deutlichen
Einschränkungen in der Widerstandsfähigkeit und im
Wohlbefinden erkennen.

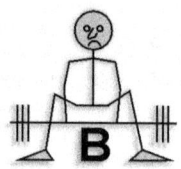

Solche Erscheinungen zählen zum Kern des sogenannten
„Burnout-Syndroms". Um diese Beziehung deutlich zu machen, wird vom
Risikomuster B gesprochen. Bei Personen, deren Verhalten und Erleben

gegenüber der Arbeit diesem Muster zuzuordnen ist, sind in der Regel stark ausgeprägte körperlich-funktionelle und psychische Beschwerden vorzufinden.

Die Muster beschreiben die vorherrschende Tendenz des Verhaltens und Erlebens gegenüber der Arbeit. Sie sind nicht nur das Ergebnis der bisherigen (mehr oder weniger gelungenen) Auseinandersetzung mit den Anforderungen von Arbeit und Beruf, sondern bilden auch die Voraussetzung für deren zukünftige Bewältigung. Die beruflichen Bewältigungsmuster sind keinesfalls als „Schubladen" zu verstehen. Vielmehr treten Kombinationen mehrerer Muster (in der Regel zweier) weitaus häufiger als „reine" Muster auf. Diese Kombinationen sind besonders unter dem diagnostischen Aspekt ergiebig. So kann die Kombination A/B auf einen aktuellen Prozess des „Ausbrennens" hinweisen. Bei der Kombination G/S ist wiederum an eine schwindende Motivation gegenüber der aktuellen beruflichen Tätigkeit zu denken. In diesem Sinne ergeben sich aus der Musterzugehörigkeit immer auch konkrete Ansätze für unterstützende Maßnahmen und Interventionen.

AUSWERTUNG

Von 12 Patienten, die an 3 therapeutischen Kleingruppen teilnahmen, liegen Ergebnisse vor, welche die hohe Trennschärfe des Tests verdeutlichen. Dabei erhielten die Teilnehmer der ersten Gruppe (G1) den Fragebogen erstmals kurz vor Abschluss der 20 Gruppensitzungen, die der zweiten (G2) vor Beginn der Gruppenarbeit nach wenigen Einzelsitzungen. Erst in der dritten (G3) konnte die Abfolge der Testzeitpunkte – kurz vor und kurz nach der Gruppe – exakt eingehalten werden.

Die Ergebnisse sprechen eine eindeutige Sprache. Deutliche und statistisch verwertbare Unterschiede beider Gruppen zeigen den Therapieerfolg, aber immer noch spricht das Muster der G1-Teilnehmer, die alle wieder ins Berufsleben zurückgekehrt sind, für eine fortbestehende Gefährdung. Demgegenüber zeigen jene G2-Teilnehmer, denen eine Berufsausübung noch nicht möglich war, die volle Ausprägung ihrer Erkrankung. In der G3 sind nicht die Verbesserungen augenfällig und stehen in direktem Zusammenhang mit der beruflichen Weiterentwicklung. Trotz unzureichender Testbedingungen bestätigen die Ergebnisse sowohl die Anwendbarkeit des AVEM für Burnout-Studien als auch die Wirksamkeit der Verhaltenstherapie in Gruppen.

Bei der Auswertung findet man vier charakteristische Muster, die das aktuelle Störungsbild abbilden sollen und aus denen der Therapeut Empfehlungen für die Therapie ableiten kann. In der dargestellten Studie wurde der Test auch an einer Kontrollgruppe von Patienten mit verschiedenen anderen Störungen durchgeführt. Die arbeitsbezogenen Verhaltens- und Erlebensmuster sind:
Subjektive Bedeutsamkeit der Arbeit

Beruflicher Ehrgeiz

Verausgabungsbereitschaft

Perfektionsstreben

Distanzierungsfähigkeit

Resignationstendenz (bei Misserfolg)

Offensive Problembewältigung

Innere Ruhe und Ausgeglichenheit

Erfolgserleben im Beruf

Lebenszufriedenheit

Erleben sozialer Unterstützung

Die vorliegenden Muster dokumentieren das Verhalten im Überblick, geben aber klare Empfehlungen unter Gesundheitsaspekt. Während bei den Risikomustern G und S eine therapeutische Intervention für nicht erforderlich gehalten wird, bei S höchstens zur Stärkung der beruflichen Motivation, erscheint sie bei den Risikomustern A und B unabdingbar.

Beispiel

Um die Ergebnisse genauer zu erläutern hier die Therapiegeschichte einer Patientin (mit geändertem Vornamen):

Ingrid ist eine sehr engagierte junge Frau, die zu Beginn der Behandlung sehr verzweifelt und kraftlos zum Erstgespräch kommt. Bisher hat sie alles allein, fern vom Elternhaus, geschafft: eine solide Ausbildung, danach ihr anspruchsvolles Studium und den Einstieg in eine große Firma. Um sich nicht von ihrem Partner trennen zu mission, ist sie mit ihm in eine andere Stadt mit einer Filiale ihres Betriebs gezogen. Eigentlich hatte sie alles geregelt: Eine gemeinsame Wohnung und die Zusage an dem neuen Arbeitsplatz in der Filiale weiterhin für den Betrieb tätig sein zu können.

Dennoch erlebt sie ganz unerwartet einen körperlich-seelischen Zusammenbruch. Sie sieht sich nicht nur außerstande zu einem Vorstellungsgespräch in die Firmenfiliale zu gehen, sondern auch den einfachsten Anforderungen des Alltags gewachsen zu sein. Früher war sie sportlich und kulturell interessiert. Jetzt beschreibt sie sich als ein Wrack. Der AVEM bildet den Zusammenbruch ihrer Arbeitsfähigkeit gut ab.

Im Lauf einer Gruppentherapie mit 4 Teilnehmern, einem Therapeuten samt Co-Therapeutin, darf sie erstmals auch Schwäche zeigen, muss nichts müssen. Sie fühlt sich unter Schicksalsgefährten in der fremden Stadt zum ersten Mal nicht allein und wird anerkannt wie sie ist. Ihre wachsende Offenheit und die Begabung, ihre Situation genau beschreiben zu können, hilft ihr dabei verstanden zu werden: ihre hohen Selbst-Erwartungen und Hoffnungen, aber auch ihre Angst, den Anforderungen im neuen Betrieb nicht gerecht werden zu können.

Alle in der Gruppe sind davon überzeugt, dass ihre Selbsteinschätzung, zu keinerlei Leistungen mehr fähig zu sein und sich nicht mal mehr in ein Buch vertiefen zu können, nur dem Krankheitszustand zuzuschreiben ist. Es macht ihr Mut, dies immer wieder zu hören.

Nach 10 Einzel- und 20 Gruppensitzungen hat sich ihr Zustand erheblich gebessert. Sie hat in der neuen Firma wochenweise mit 4, dann 8, danach 20 und schließlich 40 Wochenstunden zu arbeiten begonnen, besucht VHS-Kurse und erledigt daneben noch unter Mithilfe des Partners ihre Haushaltpflichten. Freude empfindet sie, seit sie sich 1-mal pro Woche zum Vorlesen vor Grundschülern angemeldet hat.

Der AVEM dokumentiert ihre Veränderung vor und nach der Therapie. Daraus wird deutlich, dass sie zu Beginn der Behandlung (linkes Diagramm) mit weit überhöhtem Engagement an ihre Arbeit gegangen ist und sich davon nur wenig distanzieren konnte. Zum Abschluss der Behandlung (rechtes Diagramm) hat sie diesen übermäßigen Einsatz nahezu vollkommen zurückgefahren und sich vor den gesundheitlich bedrohenden Einflüssen gut geschützt, mit anderen Worten ihre Kräfte geschont.

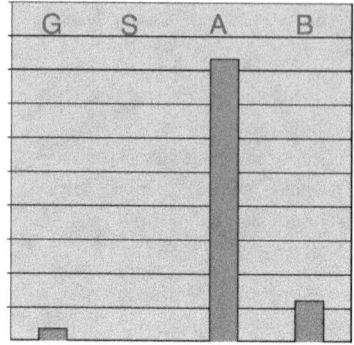 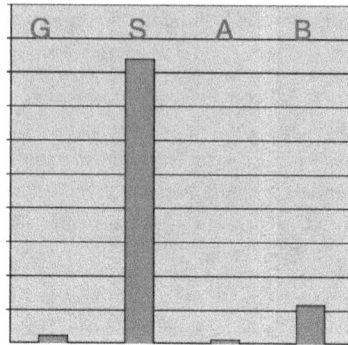

PILOTSTUDIE

Die Ergebnisse der Pilotstudie mit derzeit 20 Patienten belegt die Unabhängigkeit des Burnout als eigenes Krankheitsbild. Nach der Auswertung wird es deutlich, dass es sich bei keinem der Patienten nur um Burnout handelt. Depressionen sind häufig, aber nicht zwingend verkoppelt. Ebenso kommen Angst- oder Persönlichkeitsstörung oder die so genannte „Posttraumatische Belastungsstörung" vor. Die höchste Gemeinsamkeit (Korrelation) zwischen Burnout und anderen Messdaten zeigte sich mit Sozialphobie, danach mit Persönlichkeitsstörungen und die geringste mit Depression. Auch weil wegen der geringen Teilnehmerzahl die Daten nicht als signifikant gelten können, es sich also um eine Einschätzung handelt, sind weitere Überprüfungen notwendig.

Burnout ist ein eigenständiges Phänomen, das letztlich durch sozial ungünstige Faktoren ausgelöst wird. Burnout könnte aber – vor allem unbehandelt – als Trigger für anderen Störungsbilder wirksam werden.

Patient		Vor der Therapie				Nach der Therapie			
		G	S	A	B	G	S	A	B
1.BJ 36 Jahre	w	1,2	0,1	93,0	5,7	25,5	19,5	46,4	8,6
1.BJ 36 Jahre	m	7,1	0,0		92,9	0,4	0,8	6,2	92,6
1.BJ 36 Jahre	w	0,0	0,0	0,9	99,1	0,0	0,0	0,3	99,7
1.BJ 36 Jahre	w	3,7	0,4	83,5	12,4	2,4	84,3	1,4	11,9

Alle 20 Patienten haben von der Gruppentherapie profitiert, auch wenn dies die Daten nicht bei allen belegen. Der Umschwung hin zu mehr gesundheitlicher Einstellung ist bei der ersten Patientin der letzen Gruppe erkennbar (Tabelle). Aber auch eine Entwicklung zu größerer Schonung, etwa bei Patientin Nummer 4, ist unübersehbar.

Fast alle sind wieder in den „normalen" Arbeitsprozess zurückgekehrt, haben allerdings entweder ihr Arbeitspensum reduziert oder gehen ihre Aufgaben mit größerer Selbstaufmerksamkeit an und verhindern so einen Rückfall.

Verblüffend ist jedoch die Selbstverständlichkeit mit der ihre Vorgesetzten das akzeptieren.

Die genaue statistische Auswertung der Korrelationen findet sich im Anhang.

Persönliche Risikofaktoren

SPANNUNGSZUSTAND

Im Alltag, aber noch verstärkt am Arbeitsplatz, laufen die meisten Mitteleuropäer mit verspannten Muskeln herum. Meist sind es Partien der Halsmuskulatur, der Lendenwirbelsäule und vor allem bei Frauen auch die Bauchmuskulatur. Vielfach betrifft es zudem die mimischen Ausdrucksmittel, also die Muskulatur des Gesichts. Da runzeln wir die Stirn, tragen ein ständiges Lächeln im Gesicht oder beissen die Zähne aufeinander. Selbst nachts, wenn die „Maschine Mensch" Ruhe benötigt um die Belastungen des Tages zu verarbeiten, sei es körperlich im Chemiebrei des Stoffwechsels, sei es seelisch im Chaos des Erlebens, bleiben viele verspannt, mahlen mit den Zähnen oder verkrampfen ihre Körpermuskulatur. Morgens wachen wir dann mit Kopfschmerzen auf oder fühlen uns wie gerädert. So dreht sich die Schraube der Überforderung wieder eine Umdrehung nach oben.

Was sind die Folgen dieser Dauerbelastung? Die ständige Erhöhung des Muskeltonus zehrt an unseren Kräften. Kein Wunder, dass wir abends fertig sind, nicht nur geistig überarbeitet, sondern auch körperlich erschöpft. Dass die darauf folgende Nacht vermutlich auch keine Erlösung aus dem Teufelskreis bringen wird, liegt auf der Hand.

Aber ist es nicht notwendig, sich mit all seinen Kräften auf wichtige Aufgaben konzentrieren zu können? Schon kleine Kinder reagieren missmutig, wenn ihnen energisch aufgetragen wird, sich „zusammenzureißen" und sich endlich mal anzustrengen. Nur müssen wir deshalb im Alltag mit verkniffener Miene, mit gerunzelter Stirn oder einem betonierten Dauerlächeln herumlaufen? Zwar signalisieren wir damit unsere Konzentration oder im Fall des Lächelns unsere unerschütterliche Freundlichkeit, wirken jedoch übermäßig engagiert und beschäftigt.

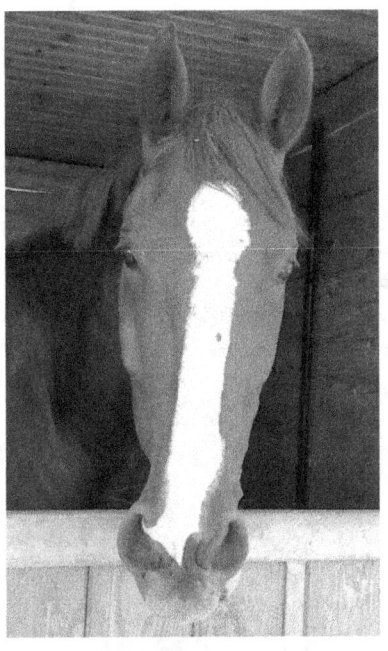

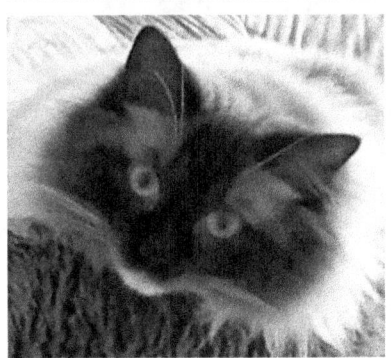

AUFMERKSAMKEIT

So genannte Fluchttiere erkennen Biologen an einem weit seitlich am Kopf sitzenden Augenpaar, im Gegensatz zu Raubtieren, deren Augen ganz vorne eng beieinander stehen. Fluchttiere müssen ständig ihre Umgebung in weitem Umkreis im Auge behalten um schon bei kleinsten Anzeichen von Gefahr das Weite suchen zu können. Sie gelten als besonders ängstlich. Raubtiere sehen räumlich, konzentrieren sich aber vor allem auf ihre Beute.

Menschen verrät nicht der Augenabstand, ob sie angreifen oder flüchten wollen, sondern eher eine angespannte Unruhe und Nervosität. Diese Haltung gleicht der eines Wachpostens, der immer auf der Hut sein muss, um Gefahren von sich oder anderen abzuwenden. Die ständige Konzentration auf sich und das gesamte Umfeld zehrt in hohem Maße an den Kraftreserven.

ARBEITSMORAL

Burnout beruht auch auf einem moralischen Konflikt. Das bedeutet, dass Anforderungen, vor allem die der Arbeitswelt, mit meinen moralischen Vorstellungen kollidieren. Dazu 4 Beispiele:

GERECHTIGKEIT

Seit vielen Jahren bin ich nicht nur zu den vorgeschriebenen Arbeitszeiten tätig, sondern bearbeite auch zu Hause auf meinem Laptop lange nach Dienstschluss meine Mails. Zudem mache ich kaum Pausen und wenn doch, stemple ich ordnungsgemäß aus. Mein Kollege dagegen genehmigt sich eine weitgehend freie Zeiteinteilung. Von unserem Chef wurde er im Gegensatz zu mir wiederholt gelobt.

Diese Diskrepanz ärgert mich schon seit Jahren, ohne dass ich etwas dagegen unternehme. Meine zarten Hinweise werden von ihm geflissentlich überhört.

EHRLICHKEIT

Dieser Kollege bittet mich sogar gelegentlich, ihn gegenüber unserem Chef zu decken und seine Unredlichkeit zu rechtfertigen. Immer wieder habe ich gedroht, ihn auffliegen zu lassen, gehandelt aber habe ich aus Rücksicht auf ihn bisher nicht. Mit meinem ständigen Ärger bleibe ich allein.

FRIEDFERTIGKEIT

Mein letzter Urlaubsantrag wurde vom Chef aus nichtigen Gründen abgelehnt. Abgesehen davon, dass ich Urlaub dringend brauchte, habe ich ihn bisher nur dann genommen, wenn es der Arbeitsanfall erlaubte. Ich wollte im Firmeninteresse handeln.

Auch wenn mich die Ablehnung wütend machete, akzeptierte ich sie zähneknirschend.

HEKTIK

Im letzten Jahrzehnt hat sich die Arbeitsbelastung für die allermeisten Berufstätigen enorm erhöht. In Betrieben hat das vor allem damit zu tun, dass die Zahl der Mitarbeiter verringert wurde, um Kosten zu sparen. Dieselbe Arbeit musste auf weniger Köpfe verteilt werden, für praktisch jeden wuchs der Zeitdruck. Pausen wurden gekürzt, Zeit für Zwischenmahlzeiten gestrichen und selbst die beliebten Rauchpausen waren kein Tabu mehr.

Anleitung und Hilfestellung wie die Mehrbelastung zu verkraften wäre: Fehlanzeige. Weil die Zahl der Krankmeldungen stieg, häuften die wenigen Unermüdlichen Berge von oft illegalen Überstunden an, deren Abtragung durch Freizeit nicht möglich war.

Für „Unermüdliche" hat nicht nur die Aufgabendichte zugenommen, sondern auch die Zahl der Unterbrechungen durch Telefonate, Besprechungen und vielfältige Störungen. Ein geordnetes Abarbeiten der Aufgaben wurde immer schwieriger. Während früher gelegentlich vor bestimmten Terminen Hektik herrschte, war diese jetzt Dauerzustand.

Beispiel:

Ich kann mit beruflichem Stress gut umgehen, blicke auch in Zeiten großer Arbeitsbelastung und Zeitdruck meist durch. Meine Fähigkeiten, mich zu konzentrieren und zudem alles Wichtige mitzukriegen, hat mich bisher nicht verlassen. Da jedoch die Stress-Situationen zum Dauerzustand geworden sind, kann ich mich kaum noch davon erholen, nehme Arbeit mit nach Hause und mache nach dem Abendessen weiter. Kontakte mit Familie und Freunden werden seltener, Gespräche schwieriger, weil ich in Gedanken immer wieder an meine beruflichen Verpflichtungen denken muss.

Am meisten jedoch belastet mich, dass ich auch nachts nicht mehr zur Ruhe komme. Manchmal kann ich noch gut einschlafen, wache dann aber nach 1 bis 2 Stunden auf und komme nicht mehr zur Ruhe. Morgens bin ich dann wie gerädert und mies drauf. Hektik kann ich dann nicht mehr ertragen.

Zum äusseren Stress kommt der innere. Auch wenn ich immer besser verstehe, dass mein Wunsch, nein mein Bedürfnis ist, alles richtig zu machen und ordentlich zu Ende zu bringen, die stresserzeugenden Anforderungen im Beruf nur noch verstärken, kann ich daran nichts ändern. Soll ich schlampig und unzuverlässig werden wie manche Kollegen? So jedenfalls kann es nicht weitergehen.

Diese Beispiele zeigen die Zusammenstöße zwischen meinen strikten Moralvorstellungen und den in vielen Firmen üblichen Gebräuchen. Ich vermeide es, mich mit meinen Kollegen oder Chefs anzulegen und erwarte dafür ein Minimum an Anerkennung.

Viel Ärger und Enttäuschung würde ich mir ersparen, wenn ich mich mit einem klaren NEIN den Wünschen im Betrieb gegenüber neu positionierte. Ich akzeptiere nicht, dass der Kollege später kommt und früher geht, weil ich dann seine liegengebliebene Arbeit mit übernehmen muss oder die Abteilung wegen der Nichterfüllung der vereinbarten Ziele in Verruf kommt.

Ich akzeptiere nicht, dass ich den Kollegen dem Chef gegenüber decken soll und spreche dies ihm gegenüber deutlich aus, ohne Begründung. Erklärungen wären in diesem Fall nur Anlass für unerquickliche Diskussionen und unterbleiben am besten ganz.

Meinem Chef gegenüber sollte ich meine Haltung vorsichtiger ausdrücken. Ich werde ihm gegenüber meinen Urlaubsbedarf ausführlicher darstellen und dabei auf meine bisherige Urlaubsplanung nach Firmeninteresse verweisen.
Wie ich am besten vorgehe um meine Ziele zu rewritten, wird Thema im Therapiekapitel sein.

Gesunde Ernährung

Gesunde Ernährung ist für die menschliche Existenz Grundvoraussetzung, denn es ist eine Ernährungsweise, die dem Organismus das gibt, was er braucht. Lebensnotwendige Nährstoffe werden dem Körper täglich zugeführt, um natürliche Substanzverluste auszugleichen und die Struktur des Körpers aufrechtzuerhalten. Daher ist die Ernährung eines der Schlüsselelemente für eine gesunde menschliche Entwicklung und kann vorweg das Risiko der Entstehung von chronischen Krankheiten verringern (5). Durch das Einhalten einfacher Regeln kann eine Ernährungsweise erzielt warden, mit der man dauerhaft gesund bleibt. Wichtig ist dabei vor allem die Vielseitigkeit der verzehrten Lebensmittel, mit Bedacht auf eine nährstoffreiche und energiearme Ernährung.

Getreideprodukte, Kartoffeln, Obst und Gemüse enthalten viele wichtige Vitamine, Mineralstoffe, Ballaststoffe und sekundäre Pflanzenstoffe. Da diese so genannten Mikronährstoffe sehr viele positive Eigenschaften aufweisen, sollten sie in ausreichender Menge auf den Tisch kommen. Besonders Obst und Gemüse sollte zu jeder Hauptmahlzeit, aber auch Zwischenmahlzeit verzehrt werden.

Der gesundheitliche Wert der Mikronährstoffe: Um ausreichend Calcium, Jod, Selen, Omega 3- Fettsäuren und die Vitamine B1, B6 und B12 zu sich zu nehmen, empfehlen Ernährungswissenschaftler täglich Milch und Milchprodukte, zusätzlich 1-2 mal die Woche Fisch und Fleisch zu verzehren. Jedoch sollte hier auf die Verwendung von fettarmen Produkten, vor allem bei Fleisch und Milchprodukten geachtet werden. Da Fett aber auch lebensnotwendige essentielle Fettsäuren und fettlösliche Vitamine enthält, sind bevorzugt pflanzliche Fette und Öle mit nur geringe Mengen an gesättigten Fettsäuren zu empfehlen.

Weiterhin ist darauf zu achten, die Lebensmittel schonend und damit auch geschmacksschonend zuzubereiten, das heißt bei niedrigen Temperaturen, kurz mit wenig Wasser und wenig Fett. Dies dient der Erhaltung des natürlichen Geschmacks und um der Bildung schädlicher Verbindungen vorzubeugen. Neben der richtigen Ernährung ist es außerdem wichtig, reichlich Flüssigkeit (etwa 1,5 Liter Wasser) zu sich zu nehmen und sich bewusst Zeit beim Essen zu lassen, um das Sättigungsgefühl zu fördern (6).

Gesunde Ernährung:

> stärkt das Immunsystem
> senkt den Cholesterinspiegel
> schützt gegen Herzinfarkt
> beugt Infektionen vor
> hemmt die Krebsentstehung

UNAUSGEWOGENHEIT

Eine wichtige Voraussetzung für Gesundheit und hohe Lebensqualität ist ein guter Ernährungsstatus. Dennoch gibt es in den Industrieländern, in denen scheinbar ein Überangebot an Lebensmitteln vorherrscht, ganze Bevölkerungsgruppen, die unzureichend ernährt sind. Unausgewogen kann die Ernährung sein, wenn man die Gesamtmenge aufgenommener Nahrung betrachtet und ebenso wenn man sich auf ihre Zusammensetzung bezieht – zu viel, zu fett, zu salzig, zu süß, zu wenig Vitamine und Mineralstoffe (7). Eine unausgewogene Ernährung bestimmen viele Faktoren mit, über die im Internet detaillierte und fachliche Beschreibungen zu finden sind: www.medicoconsult.de/wiki

ERNÄHRUNGSABHÄNGIGE KRANKHEITEN

Eine chronische Überschreitung der Energieaufnahme über das Bedarfsniveau Hindus, führt langfristig zu einer Gewichtszunahme, zu einem Anwachsen des Körperfettgehaltes und letztlich zu Übergewicht. Stark ausgeprägtes Übergewicht wird als Adipositas bezeichnet. In Deutschland sind mehr als 50 % der Bevölkerung als übergewichtig und 20 % als adipös einzustufen (8).

Hierbei spielen Ernährungsgewohnheiten und Lebensbedingungen (so körperliche Aktivität) eine wichtige Rolle. Adipöse unterscheiden sich im Essverhalten von nicht-adipösen Personen da sie stärker von Außenreizen (etwa von Tageszeiten oder dem Füllungszustand eines Tellers) geleitet werden. Die inneren Körpersignale wie die Sättigungsempfindung sind zudem weniger deutlich spürbar (9).

Auch die eigene Kontrolle beeinflusst das Essverhalten. So lässt sich zwischen gezügelten und ungezügelten Essern unterscheiden. Die gezügelten Esser reduzieren bewusst kontinuierlich ihre Nahrungsaufnahme und widerstehen vorhandenen Hungersignalen und Nahrungsreizen mit dem Ziel der Gewichtsabnahme oder -konstanz. Dabei besteht die Gefahr eines möglichen Zusammenbruchs der Kontrolle schon durch geringfügige Auslöser wie den Verzehr eines Bonbons. Der Diätvorsatz gilt dann als gescheitert und nach dem Prinzip "nun ist es auch egal", wird deutlich zu viel gegessen (10).

BMI UND MORTALITÄT

Übergewicht begünstigt unter anderem die Entstehung von Diabetes mellitus (Typ 2), koronarer Herzkrankheit, Hypertonie, Hyperurikaemie (Harnsäureüberschuss), Gallensteinen, degenerativen Skeletterkrankungen und verschiedenen Krebsarten. Die Sterberate (Mortalität) steigt mit zunehmendem Körpergewicht an, ebenso wie auch Untergewicht mit einem höheren Mortalitätsrisiko assoziiert ist. Die Klassifikation des Gewichts erfolgt mit dem Parameter Body Mass Index (BMI) (11).

Klassifizierung des Übergewichts nach der WHO:

BMI = Körpergewicht (kg) / Quadrat der Körperlänge (m2)

KÖRPERFETT

Ein Körperfettgehalt von 12-20 Prozent bei Männern und von 20-30 Prozent bei Frauen gilt als normal (12).

Um den Körperfettanteil bestimmen zu können, zwischen Fett- und Magermasse unterscheiden zu können, werden häufig schnelle und kostengünstige nicht-invasive anthropometrische Messungen wie die Messung der Körpergröße, des Körpergewichts, der Hautfaltendicke, sowie die bioelektrische Impedanzmessung (BIA) herangezogen (13).

So genannte Körperfettwaagen, die es in vielen Ausführungen auch für den Privathaushalt gibt, nützen das Prinzip der BIA. (Dabei wird über zwei Elektroden ein elektromagnetisches Feld im Körper aufgebaut. Über zwei weitere Elektroden im Inneren dieses Feldes wird der Spannungsabfall und die

Phasenverschiebung der Signalspannung, die über den Körperflüssigkeits-Haushalt Auskunft gibt, gemessen.)

Das Risiko metabolischer Folgeerkrankungen sind fester Bestandteil der Adipositas. Die Körperfettverteilung spielt dabei eine wesentliche Rolle. Es wird zwischen dem vorwiegend bei Männer auftretenden Apfeltyp und dem vorwiegend bei Frauen auftretenden Birnentyp mit hüftbetonter Fettverteilung unterschieden. Die Taille-zu-Hüft-Relation (Waist-to-Hip-Ratio: WHR) wird zur Charakterisierung des Fettverteilungstyps herangezogen. Werte über 1.0 bei Männern und über 0.85 bei Frauen sind gleichbedeutend mit abdominaler Adipositas. Die androide, bei Männern häufige Adipositas birgt ein weitaus höheres Risiko an ernährungsabhängigen Krankheiten, so dem Metabolischen Syndrom (14).

Aufgrund der hier aufgeführten, risikobehafteten Folgeerkrankungen bei Übergewicht und Adipositas, ist es oberstes Gebot der Ernährungswissenschaft durch richtiges Essverhalten dieser "Volkskrankheit" entgegenzuwirken.

Therapie

Ernährung

Bei Burnout spielt die Ernährung eine wichtige Rolle. Da es bei Burnout zu einer chronisch erhöhten Ausschüttung der Stresshormone Cortisol, Adrenalin und Noradrenalin und zu einer Hochregulation vieler anderer hormoneller Wirkkaskaden kommt, nimmt diese erhöhte Ausschüttung Einfluss auf die Makro- und Mikronährstoffe. Bei fehlenden Bausteinen können etwa Denkprozesse beeinträchtig werden. Überlegungen kosten mehr Anstrengung und die Leistungsfähigkeit eines normalen Menschen kann nicht mehr erreicht werden.

Durch Stress wird vermehrt Eiweiß abgebaut und Zucker, sowie Fettsäuren aus den Depots des Körpers mobilisiert. Somit steigt der Blutfettspiegel an und es kann zu einer Übersäuerung des Organismus kommen.

Gleichzeitig nimmt auch der Mineral- und Vitaminbedarf zu. Schlafstörungen, stressbedingte Unterversorgung mit frischen Obst und Gemüse, sowie gleichzeitiger Überversorgung mit Fertigspeisen bewirken eine negative Vitamin- Mineralstoff- und Aminosäuren-Bilanz. Die Infektanfälligkeit steigt und entzündungsfördernde Moleküle werden freigesetzt. Daher ist es für Burnout-Patienten besonders Wichita, das Immunsystem zu stärken. Der tägliche Genuss von frischem Obst und Gemüse in ausreichenden Mengen unterstützt die Heilung. Falls trotzdem eine Unterversorgung besteht, ist eine Ergänzung mit einem Multivitamin-Präparat empfehlenswert.

Eine Unterversorgung mit Mineralstoffen und Spurenelementen fördert die Krankheitsanfälligkeit. Weiterhin treten häufig Ruhelosigkeit, Nervosität, Reizbarkeit, Kopfschmerzen, Konzentrationsmangel, Müdigkeit, allgemeines Schwächegefühl, Herzrhythmus-Störungen und Muskelkrämpfe auf. Vermutlich kann sogar depressives und psychotisches Verhalten durch Magnesiummangel verstärkt werden.

Patienten mit Burnout sollten speziell auf eine ausreichende Versorgung mit Mineralstoffen und Spurenelementen achten. Besonders in Vollkornprodukten, Mineralwasser, Geflügel und Fisch finden sich hohe Mengen dieser Stoffe.

Diese Faustregeln sollten bei der Umsetzung einer gesunden Ernährung
beachtet werden:

Nehmen Sie sich Zeit fürs Essen und wenn Sie essen, tun Sie sonst nichts

Essen Sie langsam und kauen Sie gut.

Entspannung macht den Körper bereit zu verdauen (gilt für den Bauch und
Gehirn). Essensgenuss wirkt stressreduzierend.

Essen Sie schonend zubereitete, vitalstoffreiche Nahrung (frisches Gemüse
und Obst, wenig verarbeitetes Getreide, Eiweiß aus Pflanzen wie von
Hülsenfrüchten und tierisches als Topfen, Käse, Fisch und Geflügel).

Wenig tierische Fette, besser Olivenöl mit mehrfach ungesättigten Fettsäuren.

SÄURE-BASEN-HAUSHALT

Gesunde Ernährung kann wesentlich zu einem positiven stressabbauenden
Mittel zur Bekämpfung des Burnout beitragen. Vielfach wird in der Literatur
davon gesprochen, dass Stress, Ärger und Frust "sauer" im Wortsinn machen,
was also das Säure-Basen-Gleichgewicht im Organismus in den sauren Bereich
verschiebt. Demgegenüber sollen menschliche Wärme und sozialer Erfolg das
Gleichgewicht basischer machen. Da melden sich bei Vielen erhebliche Zweifel.
Erst einmal: Welche angeblich heilsame Wirkung hat diese Verschiebung? Und
stimmt diese Behauptung überhaupt?

Immerhin lässt sich recht einfach mit einfachen Teststreifen messen, wie sauer
der Urin oder Speichel ist und wie sich der so genannte pH-Wert bei einer
Ernährungsumstellung verändert.

Wesentlich schwieriger sind Behauptungen zu überprüfen, ob sich die
heilsamen Wirkungen bei Veränderung der Kost in Richtung "grüner"
Nahrungsmittel überhaupt einstellen.

Pflanzenanbau unter dem Biosiegel soll einen wirksamen gesundheitlichen
Beitrag leisten. Pauschal lässt sich mit dieser Annahme so gut wie nichts
beweisen. Aber auch hier springen Labormessungen in die Bresche. Wenn es
tatsächlich stimmt, dass biologisch gezogene Tomaten den 2000-fachen
Eisengehalt haben (wie in der Literatur zu finden ist: Victoria Boutenko,"Green

for Life". Hans-Nietsch-Verlag 5. Aufl. 2011), so lässt sich daraus schließen, dass mit dem Verzehr dieser Früchte Blutarmut zu bekämpfen wäre.

Wie immer ist das Führen wissenschaftlich unangreifbarer Beweise eine knifflige Angelegenheit. Als unwidersprochene Behauptung allerdings bleibt die Tatsache, dass genussvolles Essen (natürlich in Maßen) nicht nur im Augenblick positive Wirkungen entfaltet, sondern auch eine hedonistische (sinnlich-lustvolle) Grundhaltung fördert, die mit Stress-Resistenz, einer Art Schutzmantel gegen Überforderung, verbunden ist.

NAHRUNGSMITTEL-ERGÄNZUNG

Normalerweise reguliert sich der Hormonhaushalt, wenn die extremen Stresssituationen abklingen. Allerdings kann es je nach Konstitution des Betroffenen sowie familiären Vorbelastungen bis zu einem Jahr länger dauern, bis sich das Niveau der Stresshormone und Botenstoffe wieder auf ein normales Maß reguliert und damit ausreichend funktioniert.

Im Fall eines Serotoninmangels ist die Einnahme von Aminosäuren sowie bestimmter Vitamine zu empfehlen, die zur Synthese von Serotonin notwendig sind, um so die Produktion von Serotonin zu unterstützen. (Siehe Quellen)

Parallel dazu können Entspannungstechniken helfen, die Stressreaktionen zu drosseln und wieder einen Ausgleich zwischen An- und Entspannung zu schaffen.

Zudem ist Sport ein probates Mittel, um einerseits Stress und damit die überhöhte Ausschüttung von Stresshormonen zu reduzieren und andererseits die Serotoninproduktion zu unterstützen.

Wenn es Patienten nicht gelingt, aus eigener Kraft ihr Leben so zu verändern, dass sie künftig nicht mehr in die Burnout-Falle tappen, wird eine begleitende Verhaltenstherapie hilfreich sein, erworbene Verhaltensmuster abzulegen, die zu einer extremen Leistungsorientierung und den damit einhergehenden Stresssituationen geführt haben.

Je nachdem, welche Maßnahmen in Einzelfall als notwendig erachtet werden, geht es den meisten Patienten des Burn-out-Diagnostik-Instituts erfahrungsgemäß innerhalb von sechs Monaten deutlich besser.

Eine weitere Ursache, die zu einem Burn-out führen kann, sind „Störungen im mitochondrialen Haushalt".

Die Mitochondrien werden als die Energiekraftwerke unserer Zellen bezeichnet. Sie versorgen jede einzelne Körperzelle mit Energie.

In Körperregionen mit besonderes hohem Energieumsatz sind sie besonders stark vertreten. So verfügen die Zellen der Muskulatur bis zu 5000 Mitochondrien. Diese verbrennen Glykose und Fettsäuren mit Hilfe des Sauerstoffs aus der Atemluft zu Energie in Form von ATP (Adenosin-Tri-Phosphat). Für diese Form der Energieumwandlung benötigt der Körper unter anderem eine Reihe von B-Vitaminen (u.a. B1, B2, B12) Folsäure, Biotin, L-Carnitin sowie das Coenzym Q10.

Besteht ein akuter Mangel an diesen und anderen notwendigen Vitaminen und Enzymen, kann das dazu führen, dass die Mitochondrien in ihrer Funktion gestört werden mit der Folge von Erschöpfungssymptomen.
Ein solcher Mangel muss jedoch nicht zwingend durch eine Fehl- bzw. Mangelernährung hervorgerufen werden. Bei Stress verbraucht der Körper grundsätzlich mehr Vitamine und Spurenelemente, was letztlich zu einer Unterversorgung führen kann.

Die konkreten Ursachen einer mitochondrialen Störung sind nur durch eine umfangreiche Anamnese sowie Differential-Diagnostik festzumachen.

So kann eine erhöhte Stickstoffmonoxyd (NO)-Konzentration dafür verantwortlich sein, dass die Energiefreisetzung in den Mitochondrien blockiert wird. Zudem geht eine erhöhte NO-Konzentration mit einem vermehrten Verbrauch von Vitamin B12 einher, das dann nicht für die Energiegewinnung in den Mitochondrien verfügbar ist.
Eine weitere mögliche Ursache für mitochondriale Fehlfunktionen ist eine kohlehydratreiche Kost. Das bei den Stoffwechselvorgängen frei gesetzte Lactat, hemmt die Mitochondrien in ihrer Funktion.

Die Burnout-Spezialisten verordnen ihren Patienten deshalb eine strikt kohlehydratarme Diät. Sofern ein Mangel an den für die Energiegewinnung notwendigen Vitaminen, Spurenelementen bzw. Enzymen vorliegt, werden diese ergänzt, bis sich die ATP-Freisetzung wieder normalisiert hat.

DARMSANIERUNG
Die Therapie des „Leaky Gut Syndroms" ist langwierig, dauert bis zu zwei Jahren und verlangt viel Mitarbeit und Motivation des Patienten.

An erster Stelle steht sicherlich die Darmsanierung. Mit Heilfasten oder der Colon-Hydrotherapie wird der Darm gereinigt. Im Anschluss daran findet der Aufbau des gestörten Milieus statt. Dies kann aber nur geschehen, wenn der Patient nun auf die Lebensmittel verzichtet, die seine Symptomatik hervorrufen. In vielen Fällen sind dies Weißmehl, Zucker, Fleisch und künstliche Zusatzstoffe der Nahrung. Eine möglichst ballaststoffreiche und natürliche Ernährung hilft dem Darm, sich selbst zu regenerieren.

Kartoffel- oder Sauerkrautsaft mit einer hohen Anzahl rechtsdrehender Milchsäuren, sowie probiotische Produkte wie Joghurt unterstützen den Heilungsprozess. Bevorzugen Sie bei der Wahl des Joghurts Naturjoghurt ohne Zusätze – auch hier sind probiotische Kulturen enthalten. Jeder weitere Zusatz wie Farbstoffe oder künstliche Aromen, stellt eine erneute Belastung für Ihren Darm dar.

Die zusätzliche Gabe von Vitaminen, Ballaststoffen, Aminosäuren und Mineralstoffen sollte dann erfolgen, wenn der Darm in der Lage ist, diese aufzunehmen. Da der Nutzen von künstlichen Zusatzstoffen nicht nachgewiesen ist und außerdem notwendige sekundäre Pflanzenstoffe fehlen, sollten Vitamine und Mineralstoffe in Form von frischem Obst und Gemüse aufgenommen werden. Gerade am Anfang einer Therapie des Leaky Gut Syndroms, sollte man den Darm aber nicht mit zu viel Rohkost überfordern, da diese für einen ungeübten Darm schwerer verdaulich ist und wiederum zu Symptomen wie Blähungen führen kann.

Körpertherapie

Längst ist bekannt, dass Bewegungen jeglicher Form einen wesentlichen Grundbaustein der Gesundheit bilden. Studien zufolge hat der Ausdauersport gravierende Vorteile, die auch den Burnout-Patienten zugute kommen. Die Verbesserung des gesamten Herz-Kreislaufsystems, die Regulation des Hormonhaushalts und vor allem des psychischen Wohlbefindens lassen sich heutzutage problemlos durch standardisierte Testverfahren nachweisen. Durch regelmäßiges Ausführen von Ausdauersportarten, wird der Hormonhaushalt des Menschen positiv beeinflusst. Die dem Volksmund bekannten Stresshormone wie Adrenalin, Noradrenalin und Kortisol werden vermindert produziert. Unsere Glückshormone hingegen, namens Dopamin und Serotonin werden vermehrt gebildet und ausgeschüttet und sorgen so für ein besseres Wohlbefinden, welches uns über den ganzen Tag begleitet und ein Gefühl von Glückseeligkeit und Freude vermittelt.

Das Streben nach Anerkennung und Ruhm treibt den Menschen schon seit Urzeiten an und gibt ihm Kraft, viele Schwierigkeiten zu überstehen. Ist jedoch diese Art der Belohnung nicht mehr gewährleistet, fällt es dem Menschen schwer, seine Ziele und Aufgaben zu verfolgen. Der Großindustrielle Charles M. Schwab (1862-1939) sagte bereits „Durch Anerkennung und Aufmunterung kann man in einem Menschen die besten Kräfte mobilisieren". In dieser Erkenntnis wurzelt die Einzigartigkeit des dargestellten Therapiekonzepts; nämlich, dass nach erbrachter Anstrengung - dem Ausdauersport mit seinen nachweislich gesundheitsfördernden Aspekten - dem Patienten eine Tiefen-Entspannung als Belohnung zugutekommt. Der Patient wird für seine Bemühungen belohnt, welche ihm im Alltag, sei es im Berufs- oder privaten Leben, oft verwehrt werden.

Bevor die sechs- bis achtmonatige Therapie, gestützt auf drei Stufen des so genannten b.o.d.i-Therapie-Konzepts (siehe Anhang), nämlich „Air, Fire und Earth" durchlaufen werden, erfolgt eine vollständige Anamnese durch spezialisiertes Personal aus Ärzten und diplomierten Sportwissenschaftlern. In der b.o.d.i-Therapie werden zudem noch standardisierte Muskelfunktionsprüfungen und ein Laktattest durchgeführt. Dabei lässt sich individuell die so genannte „anaerobe Schwelle" bestimmen, die festlegt, ab welcher Pulsfrequenz weitere Anstrengungen zu einer unerwünschten Übersäuerung des Muskelgewebes führen.

Genaue Auskünfte über Muskelverkürzungen und -schwächen, Bewegungseinschränkungen, Haltungsschwächen und Schmerzen geben uns einen aktuellen Einblick in den momentanen körperlichen, gesundheitlichen und sportlichen Zustand unserer Patienten.

AIR

Die erste Phase unseres dreistufigen Therapiekonzepts heißt Air und spiegelt den Ist-Zustand des Burnout-Patienten an Stärken wieder. Die Patienten äußern sich als würden sie in der Luft oder gar zwischen den Wolken hängen. Es gibt kein Vorwärts und Rückwärts, jede Hilfe scheint umsonst und aussichtslos zu sein. Hin- und hergerissen zwischen den Gefühlen der Hilflosigkeit wissen sie meistens nicht, wie sie wieder „Herr der Lage" im Berufs- oder Privatleben werden sollen. Air – die Luft – als das ausschlaggebende Element von Rat- und Rastlosigkeit um überall präsent sein zu mission, um das Leben überhaupt meistern und erleben zu können.

Die Air-Phase dient dazu, sich mit der Krankheit Burnout auseinander zu setzen. Der Patient soll Leanne, sie zu verstehen und zu akzeptieren. In den ersten 2-3 Monaten steht daher der Mensch im Vordergrund. Das allgemeine Wohlbefinden soll gesteigert werden. Dazu ist sportliche Aktivität sowie psychologische und ärztliche Betreuung unabdingbar. Natürlich spielt auch Entspannung eine wesentliche Rolle. Das Selbstbewusstsein muss nun wieder neu aufgebaut werden.

Ein individueller Trainingsplan, vom Fachpersonal erstellt, hilft dem Patienten wieder zu sich zu finden und sich wieder gut zu fühlen.

In dieser ersten Phase findet ein 30-45-minütiges aerobes Ausdauertraining statt, das an einem der Ergometrie-Geräte (so am Fahrrad, Oberarm-Ergometer oder Laufband) geübt wird. Das Herz-Kreislauf-System kommt nun wieder in Schwung. Durch die Ausschüttung von Adrenalin folgen „Glückshormone" und das Wohlbefinden verbessert sich noch vor Ort.
Den Anschluss bildet ein spezielles Kraft-Ausdauertraining mit 35-50 % der maximalen Leistung. So ist eine anfängliche Überforderung ausgeschlossen.

Schließlich erhält jeder Burnout-Patient nach dem individuellen Training eine auf ihn abgestimmte Massage. Entspannungsmusik, je nach Wunsch und eine beruhigende Beleuchtung tun dann das Restliche um ein umfassendes Wohlgefühl herzustellen. Abschließend kann der Burnout-Patient in der Wärme liegend, den Trainingstag revue passieren lassen und zur Ruhe kommen.

FIRE

In der zweiten Phase „Fire" wird das negative, vernichtende Feuer, welches zum Ausbrennen geführt hat, in das positive, wärmende und erneuerbare Feuer, welches Energie und Stärke symbolisiert, umgewandelt. Die neue Energie wird in den Alltag integriert und bietet so ein neues Lebensgefühl. Private, berufliche oder gar alltagsübliche Situationen werden mit einem anderen Auge wahrgenommen und gemeistert. Der Burnout-Patient fühlt sich nicht mehr hin und hergerissen sondern bodenständiger. In der Phase „Fire" wird er nun an seine individuelle Leistungsgrenze im Ausdauerbereich herangeführt, um diese noch mehr zu erweitern. Das Spüren des inneren Feuers ist ein wichtiger Bestandteil des menschlichen Lebens. Nicht ohne Grund gibt es Redewendungen, wie „Feuer und Flamme sein" oder „Wer ins Feuer bläst, dem stieben die Funken in die Augen". Wenn jedoch kein Feuer mehr da ist, kann man auch keines schüren. Neue Energie und Kraft sowie Wärme soll es spenden, um das Leben wieder zu bewältigen und vor allem genießen zu können.

In der „Fire-Phase" geht es um die Bewältigung der Krankheit. Ursachen und Auslöser werden gefunden und bekämpft. Um einen lang anhalten Therapieerfolg zu gewährleisten, spielt gerade in dieser Phase die Zusammenarbeit der verschiedenen Bereiche eine große Rolle.

In den nächsten 3-4 Monaten soll das Training den Patienten vermehrt fordern. Das 30-45minütige Training liegt nun im aerob-anaeroben Bereich (Intervalltraining). Und das Kraftausdauertraining verlangt 45-65% der maximalen Leistung. Weniger Wiederholungen, höhere Gewichte, einfallsreiche Zwischenübungen und spezielles Training wie „Power-Workout" tragen dazu bei.

Zum Abschluss der 2. Behandlungsphase bekommt auch hier der Burnout-Patient eine eigens auf ihn abgestimmte, wohltuende Massage mit der darauf folgenden entspannenden Wärmebehandlung mit sanften Klängen und beruhigendem Licht im Hintergrund.

EARTH

Die dritte und letzte Phase „Earth" beschreibt die Rückkehr zur Bodenständigkeit. Sie symbolisiert den Nährboden, der einem Kraft verleiht, neue Wege in eine positive Zukunft einzuschlagen. In dieser Phase soll daher eine individuelle Umwandlung der Persönlichkeit stattfinden und gefestigt werden. Die neu erworbenen Fähigkeiten und Fertigkeiten sollen geerdet und manifestiert warden, damit der Patient wieder festen Boden unter den Füßen bekommt.

Die „Earth-Phase" hilft dem Patienten sich wieder im Alltag, speziell im Arbeitsleben zurecht zu finden. Freude, Lebenslust und Optimismus sind 3 Schlüsselworte, die erneut Bestandteil des Lebensgefühls werden sollen. Das gesamte Team motiviert und begleitet in die Selbstständigkeit.

Der Patient erreicht nun den Punkt wieder allein Sport auszuüben, seine sozialen Kontakte zu pflegen und über Probleme reden zu können. Er bekommt außerdem die Möglichkeit neue Entspannungsverfahren für sich zu entdecken, sei es Joga oder Pilates.

Eine zeitliche Begrenzung gib es in der „Earth-Phase" nicht, denn der Burnout-Patient sollte bis dato erkannt haben, dass er sich wenigstens ein bis zweimal in der Woche Zeit für sich allein nehmen sollte um einen adäquaten Ausgleich zur Bewältigung des beruflichen und privaten Alltags zu schaffen. Wie könnte dieser Ausgleich aussehen?

Eine Frage mit großer Relevanz. Nachdem Ihr vertrauter Arzt einen weiteren gründlichen Gesundheitscheck bei Ihnen auf gesundheitliche Probleme vorgenommen hat, sollte Ihr Trainingsprogramm individuell auf Sie abgestimmt werden. Grundsätzlich gilt es eine Mischung aus Ausdauer-, Kraft-, Dehnungs-, und Koordinationsübungen zu absolvieren. Allem voran sollte der Spaß im Vordergrund stehen, deshalb scheuen Sie sich nicht, neue Sportarten auszuprobieren.

Grundsätzlich gilt: Was Kindern und Jugendlichen Spaß und Freude bereitet, ist den Erwachsenen nicht untersagt. Lassen Sie sich nicht durch voreingenommene Haltungen Jüngerer abschrecken. Sollten Sie also den inneren Drang verspüren, Szene-Sportarten ausprobieren zu wollen, wie zum

Beispiel: Kite,- Windsurfen, Inlineskaten, Skateboarden oder BMXs oder anderen „nicht altersgemäßen" Sportarten und es aus Seiten des Arztes keine gesundheitlichen Bedenken vorliegen, dann lassen Sie sich nicht aufhalten. Nur Sie selbst können herausfinden, was für Sie und Ihren Körper am besten ist.

Meinen Erfahrungen zufolge habe ich festgestellt, dass ein abwechslungsreiches Training der Schlüssel zum langjährigen Erfolg für Körper, Geist und Seele ist, deshalb sollte der Anstrengung immer der Ausgleich gegenüber gestellt werden. Ist es heute der Ausdauerbereich, wird es morgen die Kraft- oder Dehnungseinheit. Die Vielseitigkeit und Ausgewogenheit lassen Sie die Probleme des Alltags vergessen und wenn es nur für eine kurze Zeitdauer, was auch gut für die Psyche ist. Stress und Leistungsdruck sind ebenso zu vermeiden als auch Ziele allzu hoch zu stecken, denn dadurch würden sich wiederum Frust- und Stresserlebnisse ergeben, die mehr Schaden anrichten, als dass es gut tun würde.

Inzwischen gilt, dass bei Burnout Ausdauersportarten im Freien eine äußerst positive Wirkung aufzeigen. So sollte man als Betroffener möglichst viel an die frische Luft und damit auch unter das Tageslicht, was sich durch Szene-Sportarten, Wandern und Joggen bestens durchführen lässt. Da dies nicht immer aufgrund von Arbeitszeiten und je nach Wetterlage möglich ist, sind ebenfalls das Training an Kardio-Geräten oder der Gang in die Gymnastikhalle alternativ geeignet. Wenn erwünscht, sind wir natürlich auch weiterhin Ihr persönlicher und individueller Berater in Sachen Gesundheit und Fitness, auch am Arbeitsplatz.

Psychotherapie

Krankheit ist immer die Folge einer Mixtur mehrerer Ursachen. Körperliche Auslöser, etwa Krankheitserreger, spielen eine große Rolle. Nicht vergessen sollte man dabei auch die körperliche Verfassung, so die Aktivität des Immunsystems und die Vorerfahrungen des Organismus etwa in seinem Umgang mit Erregern.

Dazu kommt, dass selbst ein Beinbruch beim Schifahren auch psychische Ursachen hat. Vielleicht wollte ich mir oder anderen etwas beweisen, war übermütig oder schon zu sehr erschöpft.

In diesem Abschnitt geht es also wesentlich um die Selbstüberwachung meiner körperlichen und seelischen Gesundheit. Diese Verantwortung für mein Selbst ist um so wichtiger als viele Einflüsse der Umgebung auf mich wirken und ich zugleich meinen eigenen Vorstellungen gerecht werden will.

Noch etwas zu 2 Richtungen in der Verhaltenstherapie. Neben übenden Verfahren, wie Rollenspielen, spricht man von kognitiven Verfahren, wenn es darum geht, grundlegende Einstellungen eines Patienten zu verändern, etwa die, in jedem Kollegen einen Konkurrenten zu sehen. Mit dieser Veränderung verbindet sich die Hoffnung, Burnout im Vorfeld zu verhindern oder nach Ausbruch der Erkrankung erfolgreich zu therapieren.

Das Selbst stärken

Um eine Burnout-Krise zu überwinden, ist nichts wichtiger als sich selbst größtmögliche Aufmerksamkeit und auch Zuwendung zu schenken. Viel zu lange war die Aufmerksamkeit nach außen verlagert. Viele Patienten konzentrieren sich stattdessen auf Vorgänge und Menschen ihrer Umgebung. Dabei haben sie das Wohlergehen ihrer gesamten Firma, das der Mitarbeiter ebenso im Auge wie ihren eigenen Arbeitsplatz. In der Regel kommen zudem nur die allerhöchsten Qualitätsansprüche an die eigene Arbeit infrage. Bei Kollegen stellen sie häufig unzureichende Leistungen fest und übernehmen am liebsten auch deren Aufgaben. Nach Dienstschluss steht dann noch die Bearbeitung von eMails auf dem Programm – zuhause und bis in die Nacht hinein. So kommen schließlich monströse Wochenarbeitszeiten zusammen – mit 100 und mehr monatlichen Überstunden.

Der Betrieb hat meist nichts dagegen, die Kollegen oft auch nicht. Hinter vorgehaltener Hand amüsieren sie sich über Spitznamen wie „Kümmerer", „Gschaftelhuber", „Mutter Theresa", oder deutlich aggressiver „Korinthenkacker". Schockierend nur, wenn dann der geballte "Hans Dampf" von heute auf morgen zusammenbricht und nichts mehr geht. Dann bewegen sich die Reaktionen nicht mehr nur in spöttischen Gefilden, dann gibts massiv Ärger. Die Leitung schimpft über Unzuverlässigkeit und die Kollegen, jetzt arbeitsentwöhnt, fühlen sich in Stich gelassen und müssen ran.
Satire, maßlose Übertreibung?

Nein. Dazu das Beispiel einer Krankenschwester auf Intensiv. Immer wieder im Jahr benötigt sie Erholungszeit von ihrem unsagbar überfordernden Job. Oft ein 12-Stundentag, wenn Kolleginnen nicht zur Verfügung stehen, kurzfristige und schwerwiegende Entscheidungen, weil gerade kein Arzt greifbar ist und dazu der Selbstanspruch alles optimal zu machen. Angehörige sind zu informieren, Probleme mit der Technik und natürlich keine Pausen. Essen nur im Stehen, am Gang und zwischen den Türen. Ganz zu schweigen von der Angst etwas falsch zu machen und schuld zu sein an mitunter tödlichen Behandlungsfehlern.

Im Personalgespräch geht es dann darum, dass sie mit ihren Krankheitsphasen den regulären Betriebsablauf über Gebühr belaste und die Kolleginnen in ihren Fehlzeiten unverantwortlich überfordere. Von ihrem, zugegeben oft selbstzerstörerischen Engagement wird nicht gesprochen. Wenn sich die Krankenschwester dann tatsächlich für längere Zeit in Behandlung wegen Burnout begibt, wird sie mit Kündigung bedroht –verbrämt als Chance zu neuen Ufern aufzubrechen.

Dass Betroffene sich dann eine Arbeit wünschen – ohne Zeitdruck, ohne weitreichende Verantwortung und unerfüllbare Anforderungen – wer könnte das nicht verstehen? Am liebsten fern der Großstadt auf einem Bauernhof vielleicht den Stall ausmisten, tagein, tagaus. Aber auch dieser Wunschtraum wird nicht in Erfüllung gehen, nicht nur weil es diese Form der Landwirtschaft nicht mehr gibt, sondern vor allem deshalb, weil davon allein heute keiner mehr leben könnte.

Zwischen Skylla und Charybdis, der Sehnsucht nach einem einfachen und doch auskömmlichen Leben und der beinharten Realität des Berufslebens unserer Tage ist jeder unentrinnbar eingespannt. Die beruflichen Anforderungen und die eigenen, oft überhöhten Ansprüche an sich selbst, lassen sich nicht in Einklang bringen.

Was tun? Gibt es überhaupt einen Weg aus diesem Dilemma?

Das Modell der Ringe

Die Darstellung des Ich im Mittelpunkt von 4 konzentrischen Kreisen ist ein Modell für das schützenswerte Selbst. Die Ringe sollen wie die Mauern einer mitterlichen Stadt „Eindringlinge" abwehren, die Äußeren halten lästige, aber weniger bedrohliche „Angriffe" ab, die Inneren höchst gefährliche, das Ich in Bedrängnis bringende Einflüsse. In dieser Darstellung kann jeder für sich anschaulich machen, welchen Bedrohungen sein Ich ausgeliefert ist. Man könnte auch sagen, dass die Kreise als Symbole der Abwehr, eine Art Barrieren des Neinsagens abbilden.

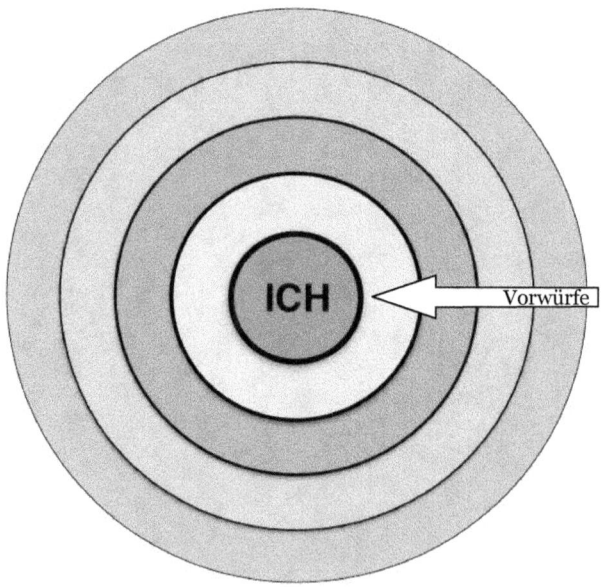

Ein Beispiel:

1.Wenn mir etwa vorgeworfen wird, dass ich immer verspätet zu Terminen komme und andere warten lasse, so kann ich davon sehr betroffen sein und vielleicht auch aggressiv oder beleidigt reagieren. Der Vorwurf geht sehr tief. In unserer Darstellung dringt der Pfeil durch alle äußeren Kreise hindurch bis an meinen innersten, direkt an mein Ich.

Die Durchlässigkeit für Einflüsse von aussen weist darauf hin, dass ich schon bei geringfügigen Anlässen übermäßig stark reagiere. Dies zeigt meine persönliche Verletzbarkeit. Bleibt die Pfeilspitze im Bild jedoch im äußeren Ring stecken, so prallen die Vorwürfe – aus unserem zweiten Beispiel – weitgehend unwirksam von mir ab. Dabei spielt es eine große Rolle wer mir Vorwürfe macht, ob ein Arbeitskollege, hier Max genannt, der immer was zu meckern hat, oder etwa meine „an sich" geliebte Mutter.

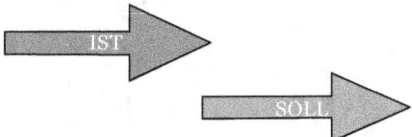

Alarmieren mich Vorwürfe so stark, dass ich mich ihnen völlig ausgeliefert fühle und ich weitgehend wehrlos bin, so müsste ich die Pfeilspitze ganz an mein Ich heranschieben. Damit lässt sich der Einfluss von bestimmten Personen darstellen, deren Verhalten mich an den Rand der Verzweiflung bringen kann. So wird der Bekannte Max zwar gelegentlich nerven – aber im Gegensatz zu meiner Mutter – mich mit seinen Vorwürfen nicht wirklich treffen.

Verwende ich 2 Pfeilspitzen, vielleicht in rot und grün, wobei die rote Spitze den unerwünschten Ist-Zustand und die grüne den angestrebten Soll-Zustand symbolisiert, kann ich nicht nur mein Soll, also mein Ziel dokumentieren, sondern durch den Abstand der Pfeilspitzen voneinander auch den Änderungsbedarf oder das Maß des therapeutischen Aufwands.

Im gezeigten Beispiel werde ich viel Mühe darauf verwenden müssen, um die extreme Empfindlichkeit, mit denen ich auf Vorwürfe der Mutter reagiere, abzubauen. Mit anderen Worten könnte das heißen, mich von ihr abzunabeln.

Im Fall von Max wäre dagegen das Einüben von eindeutigem Neinsagen wohl ausreichend um mein Ziel zu erreichen, mich von ihm nicht so stark beeinflussen zu lassen.

Wenn ich mir die verschiedenen Einflüsse, denen ich immer wieder ausgesetzt bin, klar mache, so werde ich bald ein Abbild meiner möglichen Beeinflussbarkeit und dem Ausmaß der seelischer Belastung erhalten.

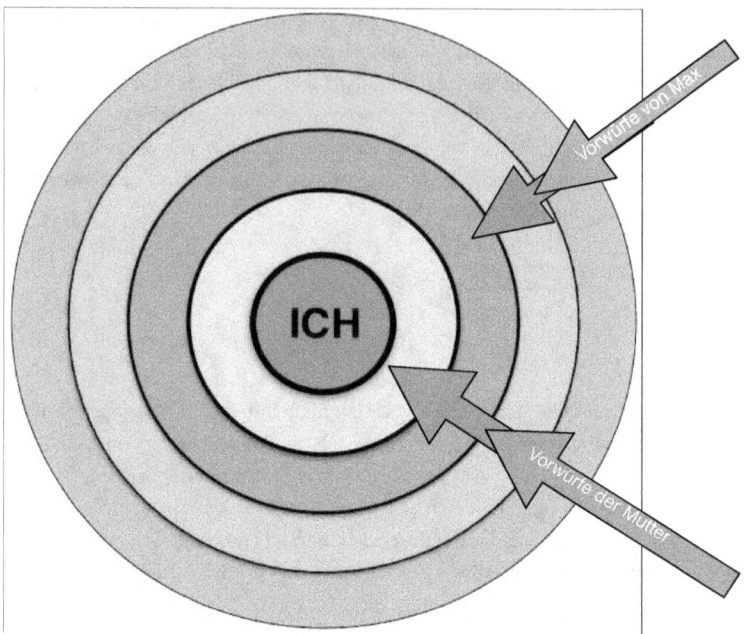

Aber das ist noch nicht alles. Ich werde ja nicht nur von meiner Umwelt, den Ereignissen und Personen gesteuert sondern auch von meinen eigenen, sozusagen hausgemachten Einflüssen auf mein Ich. Ich könnte einzeichnen unter welchen Druck ich mich setze, wie perfektionistisch ich bin und ob ich Erfolge feiern oder mich selbst loben kann. Erst damit ist das Portrait meiner Gesamtsituation einigermaßen komplett.

Wieder ein Beispiel:

Ich bin oft mit meinen Leistungen unzufrieden, meine, ich könne es besser und kritisiere mich viel zu oft. Dadurch setze ich mich meist unter zusätzlichen Druck, der mir das Leben schwer macht. Hier liegen Ist und Soll weit auseinander, was bedeutet, dass ich viel zu tun habe um ein inneres Gleichgewicht zu erzielen.

Komplettdarstellung

Ein besonders aussagekräftiges Bild hat eine Patientin, nennen wir sie Helga, geliefert. Um die Darstellung gleich zu verstehen, sucht man zuerst jene Pfeile heraus, die dem Ich nahe kommen. Auf der linken Seite, die meinen Umgang mit mir zeigt, fällt auf, dass die Pfeile viel tiefer eindringen als auf der rechten. So sind Schulden offenbar ebenso wie Gewichtsprobleme sehr bedrängend. Veränderungsarbeit wird sich vor allem darum kümmern müssen. Zudem zeigt die Graphik sehr schön die Abstände zwischen roten und grünen Pfeilen, die klarstellen mit welchem Verhalten Helga zufrieden ist und welches den größten Einsatz erfordert, um Verbesserungen zu erreichen.

Grüne Pfeile zeigen den Wunsch nach mehr positiver innerer Beteiligung an. Die Realität, erkennbar an dem roten Pfeil, sieht allerdings anders aus. So lässt sich hier ermessen wie groß die Sehnsucht danach ist, sich selbst schön zu finden. Wenn Helga mit ihrer therapeutischen Arbeit mit dem Positiven beginnen möchte, könnte sie etwa versuchen die "Schokoladen"-Seite bei sich zu entdecken und zur weiteren positiven Selbst-Beinflussung die Freizeit anders
zu gestalten, um sie besser genießen zu können.

Aus der Ringdarstellung lassen sich so unmittelbar auch therapeutische Schritte ableiten. Dabei ist erkennbar, dass Therapie je nach Problemfeld sowohl Veränderungen in positiven wie auch in negativen Bereichen anstreben kann. Beim Pfeil: "Zufriedenheit mit dem eigenen Aussehen" ist es sicher erfolgversprechender, sich um positive Veränderungen zu bemühen als die Unzufriedenheit mit dem eigenen Aussehen zu verändern. Eine Änderung im Negativen, etwa bei der Unzufriedenheit mit dem eigenen Gewicht, wäre hier vorzuziehen.

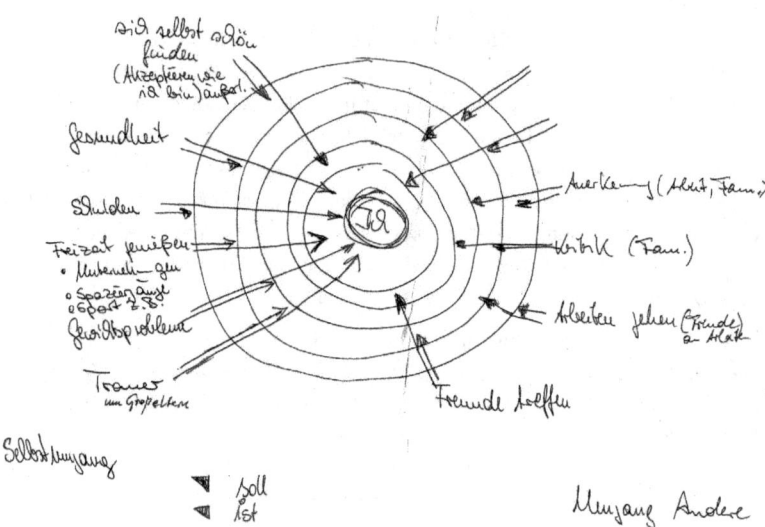

Therapie nach dem Ringmodell

LERNZIEL SELBSTAUFMERKSAMKEIT

Sich selbst zu spüren, den eigenen Körper, die eigene Befindlichkeit – ist das nicht eine Selbstverständlichkeit? Kinder geben meist gute Beispiele für natürliche Selbstaufmerksamkeit. Morgens strecken sie sich, gähnen und ringen sich gleichzeitig ein maulfaules: „bin müde" ab. Spüren, Erleben und Äußern kommen nahezu simultan.

Gestresste „Arbeitstiere" hingegen beginnen bereits zu denken, bevor sie die Augen aufschlagen. Sie spüren, erleben und äußern so gut wie keine Körperempfindungen.

So beschäftigen uns die ersten und anscheinend leichtesten Übungen mit dem morgendlichen Aufstehen. Ich versuche, mich zu spüren bevor ich denke. Und ich denke möglichst nicht was ich spüren sollte. Also nicht: Ich muss fit sein um diesen Tag zu überstehen. Ich muss mich beeilen, mich ganz kurz abduschen, ich muss, ich muss, ich muss.

Nein. Ich versuche zu spüren was ist. Auch wenn meine Augenlider schwer wie Blei sind, meine Glieder sich wie eingerostet anfühlen oder ich nervös bin, womöglich am ganzen Körper zittere. Ich spüre was ist. Vielleicht tauchen bei dieser Übung zur Selbstaufmerksamkeit auch angenehme Empfindungen auf: die Wärme des Bettes, das ich verlasse, die Lust mich zu strecken und die Vorfreude auf eine warme Dusche.

Zugegeben, das alles braucht Zeit. Aber kaum mehr als wenige Minuten. Ein wenig Lenkung der Aufmerksamkeit auf meine Befindlichkeit genügt. Nun ließe sich einwenden, dass es doch viel sinnvoller wäre sich in diesen Minuten auf die anstehenden Aufgaben vorzubereiten statt sich selbst wichtig zu nehmen. Ist es nicht. Nur wenn ich mich spüre kann ich unangenehmen Empfindungen abhelfen, meine Glieder bewusst dehnen und die Müdigkeit aus dem Körper schütteln. Ich kann versuchen, mich zu beruhigen, danach die erste Handlung des Tages ins Auge zu fassen und sie ausführen. (Ich meine nicht das erste unvermeidliche Telefongespräch führen) Eins nach dem anderen.

Sollte ich gar auf positive Empfindungen stoßen, so würde diese Selbstwahrnehmung mir vielleicht einen guten Start in den Tag ermöglichen.

Nur einige wenige Verhaltensänderungen können das Entstehen positiver Empfindungen erleichtern. Eine kleine Morgengymnastik hilft mir meinen Körper elastischer und kraftvoller zu erleben, das kalte (kühle) Abduschen nach der Reinigung hilft mir mich frischer und lebendiger zu fühlen und das kleine, aber „gesunde" Frühstück verhilft mir zum nötigen Energieschub.

Wenn es mir gelingt, das verhasste Aufstehen und gehetzte Starten der Tagesroutine in ein gewohnheitsmäßiges morgendliches „Warmup" zu verwandeln, haben auch die schlimmsten Tagesbelastungen einen Teil ihres Schreckens verloren. Vielleicht 15 Minuten früher aufzustehen, um den Tag nach meinen eigenen Bedürfnissen einzuläuten, lohnen sich sicher.

Das Erlernen von gezielter Selbstaufmerksamkeit (englisch: Sensory Awareness) hat in vielen Therapierichtungen einen hohen Stellenwert. Zu Recht. Viele Übungen vermitteln wirksame Stressabbau-Methoden, wobei das Entspannungstraining nach Jacobson die am leichtesten erlernbare und außergewöhnlich nützliche Hilfe bietet. So arbeite ich an der Stärkung meines Selbst.

LERNZIEL ENTSPANNUNG

Edmund Jacobson, der an der Harvard University lehrte, hat nach 20-jähriger Forschungsarbeit den Zusammenhang zwischen körperlicher Verspannung und einer Vielzahl von psychischen Leiden beschrieben und eine Methode erfunden, wie man mit Hilfe seiner so genannten Progressiven Relaxationstherapie erfolgreich dagegen angehen kann.

Auch wenn man 1929 das Krankheitsbild Burnout noch nicht kannte, so kommt es uns heute vor als hätte er diese Behandlung hellseherisch genau dafür entwickelt.

Das Entspannungstraining geht in systematischer Weise vor, verwendet dabei die Technik der isometrischen Übungen und setzt auf die propriozeptiven Empfindungen des Probanden, also die sensorischen Rückmeldungen beim Loslassen der Anspannung. Wie alle anderen Selbstwahrnehmungen werden sie keinesfalls bewertet – überflüssig zu sagen, dass nach einer kräftigen Anspannung von Muskeln das Loslassen mit positiven Empfindungen verknüpft ist.

Gelernt wird zuerst das Erleben des Auftrennens des menschlichen Muskelpakets in einzelne Muskelgruppen und die Lenkung der Aufmerksamkeit dorthin. Erst wenn der Proband die einzelnen Signale aus den unterschiedlichen Körperpartien unterscheiden und lesen kann, werden sie wieder zusammengesetzt und damit der gesamte Körper entspannt.

Damit stellt sich diese Therapieform in direkten Gegensatz zum so genannten Autogenen Training nach Johannes Heinrich Schultz, bei dem der Proband sich den Entspannungszustand suggerieren soll, was bedeutet, dass ihm mit Hilfe intensiver Vorstellungen aufgetragen wird, körperlich positive Empfindungen zu erzeugen.

Beide Methoden verlangen nach ausdauernder Übung und haben dasselbe Ziel: körperliche Verspannungen zu lösen und innere Ruhe herzustellen.

Den Vorteil der Jacobson-Methode spüren vor allem diejenigen, denen Autosuggestionen schwer fallen, etwa sich einzureden, ein leichter Luftzug streife ihre Stirn. In der so genannten Oberstufe des Autogenen Trainings sind dann die Anforderungen erheblich anspruchsvoller. So wird das „Entstehen lassen einer Zitrone aus einem tiefen, satten Blau" verlangt.

Auch bei psychischen Notfällen in denen die Vorstellungskraft kaum zur Verfügung steht, ist das Anspannen von Muskelgruppen in der Regel ohne Weiteres möglich. Besonders dann wenn die Methode länger geübt wurde, ist so eine rasche Beruhigung zu erreichen.

Die Oberstufe der Progressiven Relaxations-Therapie sieht eine Übertragung in den Alltag vor, indem bei allen Tätigkeiten möglichst nur die wirklich benötigten Muskelgruppen aktiv sind. Das bedeutet, dass beim bequemen Sitzen nicht nur die Anspannung der Gesichtsmuskulatur überflüssig ist, sondern auch die Rückenmuskulatur gelockert werden kann. Dieses erweiterte Training reduziert nicht nur den alltäglichen Kalorienverbrauch gewaltig, sondern hilft auch dabei, etwa in schwierigen Besprechungen äußerlich und innerlich weitgehend ruhig zu bleiben. Mein Selbst profitiert.

LERNZIEL KONZENTRATION

Mit dem anschaulichen Spruch „Hans Dampf in allen Gassen" meint man – im Licht der Arbeitswirklichkeit von heute – auch krankmachendes Verhalten. Die ständig hellwache Aufmerksamkeit für alles was in der Umgebung passiert, mixt sich mit einer höchst lebendigen Gedankenwelt zu einem Cocktail, der über längere Zeit jeden überfordern muss. Angetörnt wie im Drogenrausch ist diese knallbunte Fülle des Erlebens ein Trip wie ihn Performance-Künstler,

Showstars und Menschen im Schaffensrausch erleben und wohl auch genießen. Solch ein belebendes „Adrenalin-Bad" führt jedoch nach höchstens wenigen Stunden zu totaler Erschöpfung. Ähnliches Tag für Tag am Arbeitsplatz zu erleben, überfordert auch den stabilsten Organismus. Während sich Kollegen ihrer Fähigkeit zum „Multitasking" brüsten merken sie nicht, dass sie sich selbst und ihre eigenen Grenzen übersehen.

Konzentrationsübungen lassen den Lärm im Kopf abklingen, schöpfen Kraft aus der Stille heraus und ermöglichen sich einer einzigen Aufgabe zu widmen, aber dies mit ganzer Kraft. Nur wie lässt sich dieser Ruhezustand herstellen in einer Arbeitswelt die voll von allgegenwärtigen Störquellen ist?

Eine der einfachsten Möglichkeiten ist die Organisation von Pausen. Indem ich vom Schreibtisch aufstehe, vielleicht (wenn noch möglich) das Fenster öffne, ein paar Schritte gehe oder mit einer Minuten-Entspannung auftanke, kann ich den Informations- und Gedankenfluss unterbrechen und mich wieder als die Person fühlen, die ich bin.

Raucher haben (oder hatten) es leichter. Sich in den Zigarettendunst zu hüllen ist nicht nur wegen der hirnaktiven Droge Nikotin eine wirksame Pause, sondern auch als Abstandshalter zum Tagesgeschäft.

Wer seinen Erfindungsreichtum für eine kreative Pausengestaltung einsetzt, wird vielleicht eine maßgeschneiderte Lösung entdecken auch im stressigsten Geschäft immer wieder kurzzeitig zu sich selbst zu finden. Der Rat, der bei extrem verspannten Rednern wirksam ist, nämlich sich wenige Sekunden vor dem Beginn auf seinen Körper, seine Arme, Beine und Atmung zu konzentrieren, ist auch bei Meetings oder Kundenkontakten gut zu gebrauchen.

Eine Studentin, die ihr Studium abbrechen wollte, weil sie keine Bücher mehr sehen konnte ohne Übelkeit zu verspüren und vor Buchhandlungen auf die andere Strassenseite wechseln "musste", konnte ihren Abschluss nur dadurch hinkriegen, dass sie nicht wie früher Arbeitsstunden plante, sondern ihren Tag nach Pausen ausrichtete: zu Beginn fast ausschließlich Mußestunden. Oft ist es also nur der Akzent, den wir setzen: Ich bin derjenige der arbeitet, ich bestimme (sooft es geht) das Wann und Wie. Nicht der Chef, nicht Kollegen oder Kunden, sondern Ich. Das zu lernen gibt mir verlorene Kraft zurück.

LERNZIEL EGOISMUS

Egoismus ist ein hässlicher Begriff. Soll sich denn alles nur um mich drehen wie in dem Buch des deutschen Satirikers Robert Gernhardt mit dem Titel: „Ich Ich Ich"? Immerhin ist es eine Autobiografie, in der die Hauptperson, also „Ich" der Autor Hauptgegenstand der Erzählung ist.

Vielleicht lohnt es sich doch den Egoismus näher zu betrachten und gegen die „Egozentrik" abzugrenzen. Der Journalist Thilo Baum hat in einem Blog eine umfassende, kenntnisreiche Beschreibung der Egozentriker gegeben. (Anhang)

Neben diesem Schreckensbild der Egozentriker steht der Egoist geradezu brillant da. Zwar geht der Egoist ebenso grundsätzlich von sich aus. Das bedeutet jedoch nicht, für die Bedürfnisse anderer blind zu sein. Von einem gesunden Egoismus spricht man dann, wenn er mit sozialer und emotionaler Intelligenz verknüpft ist. Das heisst, dass ich mich in die Situation anderer Menschen hineinversetzen und sie verstehen kann – wenn ich will. Das heißt auch, dass ich mit ihnen fühlen, trauern und lachen kann – wenn ich dazu bereit bin. Am besten lässt es sich am Beispiel eines Geschenks deutlich machen.

Ein Schenkender mit gesundem Egoismus wird jemanden beschenken, weil er selbst es will. Dabei spielt es nur eine geringe Rolle, ob gerade ein Festtag oder Geburtstag ansteht. Es ist ihm ein Bedürfnis einem Familienmitglied, Freund oder Bekannten mit einem Geschenk eine Freude zu machen. Dabei handelt sich demnach nicht um ein Pflichtgeschenk, einen Ausgleich aus Dankbarkeit oder ein Gegengeschenk.

Egoisten sind kenntlich. Ihre Eigenart stößt andere jedoch nicht zurück, sie wird als ehrlich und sympathisch empfunden. Sie helfen, weil es ihnen ein Bedürfnis ist zu helfen. Aber sie verweigern sich auch, wenn sie sich überfordert oder ausgenutzt fühlen. Auch wenn das für andere nicht immer bequem ist. Gesunder Egoismus ist ein Grundstock selbstbewussten Verhaltens.

Dagegen ist der so genannte Altruismus ein Aufgeben des eigenen Selbst, ein sich Auflösen in den Bedürfnissen anderer. Ich reibe mich auf, zerreiße mich innerlich um nicht als Egoist gebrandmarkt zu werden. Aber ich bedenke dabei viel zu wenig, dass meine Kräfte begrenzt sind und ich nur dann wirklich helfen kann, wenn ich die Energie dafür habe.

Altruisten werden benutzt, aber nicht wirklich geschätzt und geliebt. Das was sie mit ihrem Gutmenschentum erreichen wollen, gerade das bekommen sie nicht.

Egoismus heisst aus dem eigenen Zentrum heraus zu handeln und macht mir bewußt, was es mit diesem "Ich" oder "Selbst" auf sich hat. Bisher ging es um die Stärkung meiner inneren Zentrale, die folgenden Übungen sind dem Umgang mit Einflüssen auf mich gewidmet.

Lernziel Neinsagen

Die Kunst der wirksamen und sozial verträglichen Abgrenzung gehört auf den ersten Platz der Lernliste. Nur mit einer sturmerprobten und wasserdichten Strategie, kann ich langfristig meine Ziele erreichen. Das bedeutet nicht nur die gelungene Erledigung einer Aufgabe, sondern auch die Befriedigung über einen ordnungsgemäßen Abschluss.

Dabei geht es nicht nur um die Abgrenzung gegenüber Umwelteinflüssen, sondern oftmals in viel höherem Maß um das Nein den eigenen Ansprüchen und Erwartungen gegenüber.

Kernsätze könnten lauten:

Nein, heute nicht mehr!

Eine gute Bewertung ist ausreichend, es muss kein „sehr gut" sein!

Jetzt erst einmal nur diese Aufgabe! Eins nach dem anderen!

Nein, nicht nach Anerkennung schielen, ICH SELBST muss zufrieden sein!

Ein schwieriges Kapitel ist meine Gutmütigkeit, mein Bestreben es anderen recht zu machen, womöglich allen anderen. Auch hier ist es wichtig, mich mit einem kraftvollen inneren Nein gegen überfürsorgliche und gefühlvolle Impulse zu stemmen. Hier beginnen meine moralischen Konflikte, Kollisionen mit meinem sozialen Menschenbild.

Nein, ich bin nicht immer verfügbar, wenn andere mich brauchen.

Nein, ich kann und will mich nicht zerreissen.

Nein, meine eigenen Belange haben Vorrang.

EIGENLOB

Eigene Leistungen anzuerkennen und sich darüber zu freuen – das stinkt gewiss nicht wie das Sprichwort uns einzureden sucht. Hintergründig gemeint ist vermutlich, dass wir nicht übermütig oder gar größenwahnsinnig werden sollen, wenn uns etwas gut gelingt. Aber es zu übergehen, vielleicht so tun als ob es wenig Bedeutung habe, ist kontraproduktiv. Nicht nur, dass ich mir damit eine wichtige Komponente der Lebensfreude nehme sondern auch die Anerkennung von anderen, die ich dann abwehre: "Ist doch selbstverständlich". Nein, ist es wirklich nicht! So wie Kritik und auch Selbstkritik ihren berechtigten Platz im menschlichen Verhalten beanspruchen, so ist auch Anerkennung und Eigenlob von großer Bedeutung.

Klafft die Schere zwischen dem "Soll" und "Ist" weit auseinander weil ich kein Lob annehmen kann und selbst meine Leistungen nur als unerheblich ansehe, so werde ich bald die Lust verlieren, etwas anzupacken ohne dass mich ein überschießender Ehrgeiz dazu treibt. Meine Lebens- und Leistungsfreude wird sinken.

Auch kleine Schritte auf ein Ziel zu verdienen Anerkennung, weil ich mein Ziel nicht aus den Augen verloren habe. Ganz konkret: Wenn ich mir wenigstens sagen kann, eine Arbeit abgeschlossen zu haben und nicht über Nachbesserungen oder unerwünschte Folgen nachzudenken, so ist dies schon ein Etappensieg den ich mir aufs Erfolgskonto buchen kann. Das wiederum kann mich motivieren, an weiteren Fortschritten zu arbeiten.

Diese sogenannte Erfolgsmotivierung ist ein gelerntes und lernbares Konzept das der Misserfolgsmotivierung diametral gegenüber steht. Erfolgsmotivierte gehen von Erfolg zu Erfolg, Misserfolgsmotivierte suchen nach Hindernissen und Fehlern, denen sie aus dem Weg gehen müssen. Wer dann wohl ein glücklicheres Leben führt?

Rollenspiele

DIE TARNKAPPE

Die Aufgabe übt die Konzentration auf sich selbst und fördert die Fähigkeit, sich gegenüber störenden Außeneinflüssen abzuschirmen. Dabei kann es sich um Lärm ebenso handeln wie Stimmengewirr oder ein unerwünschtes Gespräch einer hartnäckigen Person, die unablässig auf Sie einredet.

Gehen Sie in mehreren Schritten vor:

Versuchen Sie möglichst nicht aufzuschauen. Richten Sie Ihren Blick in die Ferne, fixieren Sie einen hochgelegenen Punkt an der Wand oder blicken Sie nach unten.

Hören Sie bewusst hin und treffen Sie die Entscheidung, Ihr Gehirn nicht mehr von diesen Einflüssen verschmutzen zu lassen.

Blenden Sie Störendes bewusst aus indem Sie eventuell abschweifende Gedanken – wenn nötig wiederholt – zu Ihrer eigenen Thematik zurückholen. Bleiben Sie längere Zeit ganz bei sich und genießen Sie Ihre neu gewonnene Fähigkeit unter einer Tarnkappe unerreichbar zu sein.

GRENZZIEHUNG

Wer oder was mich stören darf, entscheide ich. Hört sich richtig an. Allerdings ist das Durchsetzen dieser einfachen Forderung keineswegs banal. Zuallererst muss ich abwägen wie wichtig die störende Angelegenheit ist, wie wirksam meine Intervention vermutlich sein wird und welche Folgen meiner Verweigerung zu erwarten sind.

Vor meinem rufenden oder weinenden Kind, um das ich mich länger schon nicht gekümmert habe, werde ich mich wohl unterbrechen lassen, von wiederholtem Greinen vermutlich nicht. Der Chef wird eine größere Störerlaubnis erhalten als tratschende Mitarbeiter.

An meinen Fähigkeiten mich abzugrenzen kann ich in diesem Rollenspiel arbeiten. Verbesserungen wirken sich in Zukunft auch auf meine Entscheidungen und die Folgen aus.

Wenn ich mich entschieden habe, mich nicht stören zu lassen und ich auch negative Konsequenzen akzeptieren will, kann ich die Tarnkappe aufsetzen. Das ist meist langwierig und wird meist als unhöflich empfunden.

Vorgehen:

Ich sehe von meiner Tätigkeit kurz auf und dem Störer direkt in die Augen. Ich sage knapp und sehr deutlich, dass ich jetzt auf keinen Fall gestört werden will. Richte danach die Augen wieder auf meine Tätigkeit. Ich probiere den Effekt mehrmals, danach auch mit kurzen Erklärungen, warum ich mich jetzt nicht ablenken lassen will. Zusätzlich probiere ich es mit dem Versprechen, mich in einer bestimmten Zeit wieder bei dem Störer zu melden. Entscheidend für den Erfolg jeder dieser Maßnahmen ist die unangreifbare Deutlichkeit und Klarheit meiner Äußerung. Schroff und vorwurfsvoll zu sein führt nur zu ärgerlichen Reaktionen.

Diese Übung sollte man in verschiedenen Situationen erproben, mit einem Übungspartner der vom Kleinkind bis zum Chef alle Schattierungen des Verhaltens spielen kann.

SELBST-AUFMERKSAMKEIT

Vieles was in meiner Umgebung passiert, bekomme ich mit: Geräusche, Gespräche und oft auch Spannungen zwischen Leuten oder Gefühle. Zudem übernehme ich gelegentlich auch Verantwortung für andere. Für das, was in mir selbst vorgeht, gilt das oft nicht. Mitunter merke ich nicht einmal ob ich hungrig bin, friere oder ob ich auf die Toilette muss. Die Konsequenz?

Weil ich mich selbst nicht wahrnehme, kann ich auch nicht für mich sorgen, mich in einen gesunden, ausgeglichenen Zustand bringen und meine Bedürfnisse erfüllen. Ich bin, wie man sagt, außer mir und kann Verantwortung für mich dann sicher nicht übernehmen. Wohlgemerkt meine ich jetzt nicht die großen Wünsche und Sehnsüchte in mir, sondern nur die elementarsten Bedürfnisse wie mich zu bewegen, ruhig zu atmen, kurz mich in meiner Situation wohl zu fühlen.

Die Übung scheint einfach, soll aber gut 3 Minuten dauern:

Ich setze mich auf einen Stuhl und suche eine angenehme Sitzposition. Nicht einfach hinsetzen und fertig, sondern eher wie ein Hund im Körbchen, der sich dreht und wendet, wenn er sich zum Schlafen bereitmacht. Ich versuche eine angenehme Lage für die Beine zu finden, ertaste einen festen Bodenkontakt, rutsche auf der Sitzfläche hin und her bis ich eine feste Unterstützung spüre, strecke meine Wirbelsäule und stütze sie an der Rückenlehne ab, lockere meine Schultern und suche eine unanstrengende Balance für meinen Kopf. Die Arme lege ich am besten locker auf meine Oberschenkel. Jetzt erst einmal nur sitzen und sich selbst spüren. Wie schwierig das sein kann hat Loriot in einem Sketch festgehalten. (www.youtube.com/watch?v=Ek1TR6Z5y9A)

Planvolle Einzeltherapie

Meist mischen sich die übenden und kognitiven Verfahren wie in einem weiteren Beispiel mit ausführlichem Therapieplan dargestellt. Die komprimierte Darstellung ist so gewählt, sodass keine Ähnlichkeit mit einer behandelten Person erkennbar ist. Das dargestellte Verhalten ist aber für Burnout-Patienten charakteristisch und oft so anzutreffen.

Selbstverständlich wird jede Psychotherapie individuell an die Therapieziele, Symptome und Persönlichkeit eines Patienten oder einer Patientin angepasst, und jeder Psychotherapeut bringt seinen eigenen Stil in die Behandlung mit ein.

CHARAKTERISTISCHER ABLAUF DER BEHANDLUNG
Psychischer Befund zum Zeitpunkt des Erstgesprächs

Testpsychologische Eingangsdiagnostik

Modell zum Entstehen der Symptomatik (Bedingungsanalyse)

Therapieziele erarbeiten

Therapeutische Aufgaben und Interventionen

Bilanz bei Beendigung der Therapie

Patientengeschichte
Im letzten Jahr stellte sich ein 34 Jahre alter Patient – wir nennen ihn Herrn Adam – zur Psychotherapie vor. Innerhalb von 9 Monaten wurden insgesamt 16 Sitzungen durchgeführt.

Herr Adam berichtete im Erstgespräch: „Seit ca. 6 Wochen fühle ich mich ausgebrannt. Ich kann nicht mehr schlafen, kann mich kaum konzentrieren, fühle mich ständig überfordert. Oft fange ich plötzlich an zu schwitzen."

Herr Adam befand sich zum Zeitpunkt der Therapie in einer Beziehung mit einer 32-jährigen Sozialpädagogin. Er arbeitete nach seinem Studium als Projektmanager im finanzdienstlichen Bereich einer großen Firma.

Befund zum Zeitpunkt des Erstgesprächs
Herr Adam war bei klarem Bewusstsein und allseits orientiert. Seine
Gedankenwelt erschien ungestört. Hinweise auf körperliche oder organische
Störungen gab es nicht. Trotz seiner leicht gedrückten Stimmung, passte er sich
in seinen Gefühlsäußerungen dem Gespräch an. Seine geistige
Leistungsfähigkeit war durchschnittlich. Auch berichtete er davon, innerlich
unruhig zu sein und sich nicht richtig konzentrieren zu können. Oft fühlte er
sich seinen Aufgaben nicht gewachsen und hatte Angst vor der Zukunft.
Kontakte vermied er lieber und zog sich häufig zurück. Zudem machte er sich
oft Selbstvorwürfe und litt unter Schuldgefühlen, die eigentlich unangebracht
waren. Körperliche Krankheitszeichen wie Schwitzen, rasender Puls,
Appetitmangel und Muskelverspannungen störten ihn sehr. Dazu kamen
Schlafstörungen und gesteigerte Ermüdbarkeit schon bei geringer Anstrengung.

Für Missbrauch von Alkohol, Drogen oder Medikamenten gab es keinen Anhalt.
Fragen nach Gedanken und Absichten sich das Leben zu nehmen, verneint er
glaubhaft.

Testpsychologische Eingangsdiagnostik
Zu Beginn der Psychotherapie wurden psychologische Tests in Form von
Fragebögen angewandt, um objektiv eine Diagnose stellen zu können. Hierbei
ergab das Becks-Depressions-Inventar (11) mittelgradige depressive Symptome
(20 Punkte - klinisch relevant ab 18 Punkten).
Es wurde daher auch auf Grund des persönlichen Eindrucks, den der
Psychotherapeut im Gespräch mit dem Patienten gewann, die
Verdachtsdiagnose einer mittelgradigen depressiven Episode gestellt.

Bedingungsanalyse
Zusammen mit dem Patienten wurde ein Modell zur Entstehung der
Symptomatik, eine sogenannte Bedingungsanalyse, gestellt (11) .

Anhand dieses Verhaltensmodell, welches seine Lebenssituation,
Lebensgeschichte und Persönlichkeit umfasste, sollte mit ihm gemeinsam ein
Verständnis für die Entstehung seines Burnouts entwickelt werden.

Bei der Betrachtung seiner Lebensgeschichte zeigte sich, dass erste Symptome bereits 2009 beim Tod seiner Mutter auftraten. In dieser Zeit war er zusätzlich durch Stress in der Arbeit sowie vermehrte Konflikte in seiner Beziehung belastet. Er schaffte es damals jedoch, die auftretenden Beschwerden selbstständig zu bewältigen, ohne dass sich ein Burnout oder eine depressive Episode entwickelte.

Im Januar 2012 traten die beschriebenen Symptome jedoch erneut und sehr viel stärker auf. Er war zuvor aufgrund berufsbedingter Reisen ständig alleine gewesen, obgleich er lieber in Gesellschaft war und gerne mit seiner Partnerin zusammenlebte. Zudem herrschte unter seinen Kollegen starke Konkurrenz. Dazu kam, dass er erst vor kurzem in eine neue Stadt gezogen war, ohne sie aufgrund vieler Arbeit und Geschäftsreisen richtig kennen gelernt zu haben. Somit fühlte er sich in der Stadt noch nicht sicher und zuhause. Abgesehen von seiner Partnerin hatte er hier auch noch keine Freunde gefunden. Ihm fehlte damit ein Halt gebendes, soziales Netzwerk.

In der Besprechung seiner Lebensgeschichte und Persönlichkeit zeigte sich, dass sein inzwischen verstorbener Vater an der Beziehung zu seinem Sohn wenig Interesse zeigte. Damit fehlte dem Patienten ein Modell für selbstsicheres männliches Verhalten.

Zwar hatte die Mutter stets versucht, das Verhalten des Vaters durch viel Zuneigung und Unterstützung auszugleichen, schränkte jedoch damit die eigenständige Entwicklung des Patienten ziemlich ein.
Dem früher im Haus lebenden Großvater war es wichtig, dass Herr Adam einen "anständigen", handwerklichen Beruf lernte. Er vermittelte ihm, dass autonomes Handeln ebenso wie die Abgrenzung anderen gegenüber negative Folgen nach sich ziehen.

Aufgrund der Erfahrungen mit Vater und Großvater fiel es dem Patienten schwer, eigenständige Entscheidungen zu treffen. Unangenehme Gefühle wie Wut gegen zuviel Fremdbestimmung nahm er bei sich kaum wahr und traute sich nicht sie zu äußern. Er entwickelte selbstunsichere und abhängige Persönlichkeitszüge und kämpfte stets um Wertschätzung und Sicherheit.

Als Reaktion auf die aktuelle Lebenssituation entwickelte er vor dem Hintergrund der Lebensgeschichte eine depressive Symptomatik. Die Depression hatte für ihn einige positive wie auch negative Folgen. So erhielt er dadurch mehr Zuwendung und Sicherheit durch die Partnerin. Er unterdrückte unangenehme Gefühle (wie Wut) und "musste" nicht darauf reagieren. Seine Beschwerden beschäftigten ihn sosehr, dass er sich nicht um neue soziale Kontakte kümmern konnte. Somit schützte er sich vor einer möglichen Ablehnung in Kontaktsituationen. Durch Beibehaltung der beruflichen Situation, für deren Änderung er wegen der depressiven Episode keine Kraft hatte, bewahrte er sich Sicherheit.

Negativ wirkte die Symptomatik jedoch dahingehend, dass sie die Entwicklung der Eigenständigkeit des Patienten verhinderte. Zudem spürte er zunehmenden Leidensdruck und seine Lebensqualität verminderte sich. Außerdem sank sein Selbstvertrauen.

Therapieschritte

Zusammen mit dem Patienten wurden einzelne Schritte für die Psychotherapie vereinbart:

1. Reduktion der depressiven Symptomatik und Aufbau von positiven Bestärkungen und Strategien zur Bewältigung von Stress

Beim Abbau der depressiven Symptomatik und Selbstbestärkung sollte ein Tagebuch helfen, in welches der Patient täglich 3 positive Dinge notieren sollte – auch die ganz kleinen Ereignisse wie das Lächeln oder das freundliche Wort der Bäckerin am Morgen, da depressiv gestimmte Personen hauptsächlich die negativen Erlebnisse beachten und positive übersehen.

Als Ausgleich zur Arbeit wurde der Aufbau gesundheitsförderlicher Aktivitäten wie ein regelmäßiges sportliches Training vereinbart. Daneben sollten wieder vernachlässigte Freundschaften gepflegt werden. Arbeitsabläufe sollten strukturierter und planvoller ablaufen und berufliche Reisen eingeschränkt werden. Eine Kontrolle über emails wurde zudem vereinbart.

Um negative Grundannahmen zu verändern, sollten Aufgaben zur kognitiven Umstrukturierung eingeübt werden, etwa statt der bisherigen Überzeugung des Patienten "Du musst einen ordentlichen Beruf haben, der dich absichert und ernährt!" die neue Grundannahme "Ich darf einen Beruf ausüben, der mir Spaß macht und mich erfüllt!"

Um das allgemeine Stressniveau zu senken, wurden wirksame Methoden zur Entspannung eingeübt.

2. Wahrnehmung von eigenen Gefühlen und Bedürfnissen sowie deren sozial kompetente Mitteilung

Gefühlsprotokolle wurden eingeführt, damit der Patient täglich ein wichtiges Gefühl mit den verbundenen Gedanken und Verhaltensweisen notieren konnte. Damit sollte erreicht werden, dass er sich mit seinen Gefühlen vertraut macht und diese besser zu spüren. Zudem wurde erprobt, wie Herr Adam diese auf sozial kompetente Weise äußern konnte.

3. Lernen, eigene Interessen und Anliegen selbstbewusst anderen gegenüber auszusprechen

Vorerst ging es Übungen, die es dem Patienten erleichtern sollten, selbstsicheres und selbstunsicheres oder auch aggressives Verhalten in Anlehnung an das Selbstsicherheitstraining ATP* zu unterscheiden. Im Anschluss daran sollte er lernen, eigene Interessen und Anliegen selbstbewusst in Gespräche einzubringen.

4. Therapeutische Aufgaben und Interventionen

Mit Hilfe der "NEIN – DOCH - Übung" in Anlehnung an das Selbstsicherheitstraining ATP – Anleitung für den Therapeuten (13) konnte Herr Adam lernen, wie es sich anfühlte, Grenzen zu setzen und entsprechend eigener Bedürfnisse zu handeln.

In dieser Übung stehen sich Therapeut und Patient gegenüber und sagen mit aller Überzeugungskraft im Dialog nur "Nein" oder "Doch". Nachdem sie sich ausführlich "widersprochen" haben, wechseln sie die Positionen oder Wörter. Wichtig dabei ist, in dieser künstlichen Auseinandersetzung das eine Wort so überzeugend wie möglich, auch unterstützt durch Gestik, vorzubringen und dabei nicht zu lachen.

5. Modifikation von Selbst-/Weltbild durch Relativierung der Überlebensregel vor dem Hintergrund der Biografie

Berufliche Situationen wurden analysiert, um zu klären, auf welche Gedanken und Gefühle ein bestimmtes Verhalten des Patienten zurückzuführen ist.

Die sogenannte Überlebensregel geht auf ein Konzept von Sulz, S. K. D.(14) zurück.

Sie wird als Grundannahme einer Person beschrieben, welche das Fühlen, Denken und Handeln grundlegend bestimmt. In der Regel entsteht sie in der frühen Lebensgeschichte, wirkt aber bis weit ins Erwachsenenalter hinein. Sie ist jedoch dysfunktional, was bedeutet, dass sie verhindert, dass der Patient angemessen auf Situationen reagieren kann. Um sie in der Therapie leichter in die flexible und funktionale Form der Lebensregel umwandeln zu können, wird sie sehr starr formuliert.

Folgende Überlebensregel wurde mit Herrn Adam zu Beginn der Therapie erarbeitet:

„Nur wenn ich mich immer an Bedürfnisse und Erwartungen anderer anpasse

und niemals eigene Bedürfnisse mit aller Macht durchsetze,

dann bewahre ich mir Sicherheit und Wertschätzung

und verhindere, ausgeschlossen zu werden."

Mit Herrn Adam konnte erarbeitet werden, dass sein Grundkonzept, sich meist an die Bedürfnisse und Erwartungen anderer anzupassen, entscheidend war um sich die Wertschätzung anderen zu sichern. Er befürchtete, sonst ausgeschlossen zu werden. Deswegen setzte er auch seine Bedürfnisse nie mit aller Macht durch oder trat für sich selber ein. So zeigte sich, dass er sich etwa im Job schnell für anstehende Aufgaben meldete oder sich gegenüber anderen Kollegen nicht zur Wehr setzte, um keinen Ärger der anderen auf sich zu ziehen. Allerdings bewirkte dies auch, dass er sich oft über seine eigenen Kräfte hinaus verausgabte und kaum noch Kraft hatte, sich um eigene Bedürfnisse und Belange zu kümmern. Dies förderte die Entstehung der Burnout-Symptome.

6. Rückfallprophylaxe und Stabilisierung der Erfolge

Frühwarnsymptome für kommende depressive Episoden wurden im Rückblick notiert, damit Herr Adam für weitere Phasen und das Auftreten von Symptomen sensibilisiert ist.

Notfallstrategien für den Umgang mit Burnout-Symptomen wurden herausgearbeitet, so Ausgleich zu schaffen, Gespräche mit der Partnerin zu suchen, positives Tagebuch zu schreiben.

Herrn Adam gelang es dabei nach einigem Üben gut, seine Position überzeugend zu vertreten. Er konnte nachempfinden, wie gut es tat, Grenzen zu setzen und sich für eigene Überzeugungen einzusetzen.

Am Ende der Therapie konnte mit ihm gemeinsam folgende Lebensregel neu formuliert werden, die ihm Unterstützung und Anleitung für einen adäquaten Umgang mit seinen Gefühlen, Bedürfnissen und sozialen Kontakten im Privaten und Beruf geben konnte:

"Ich kenne meine Bedürfnisse und darf diese auch gegen die Bedürfnisse anderer durchsetzen".

"Ich möchte meine Erwartungen unter Einbezug zu Erwartungen anderer erfüllen".

"Ich muss nicht die Wertschätzung aller haben, sondern die Selbstwertschätzung ist das wichtigste".

"Ich darf mich über meine Erfolge freuen und mir zuschreiben, wenn ich meine Erwartungen erfülle oder übertreffe, auch wenn ich gegen die Bedürfnisse anderer handle".

"Ich habe das Recht, mich von arbeitsbezogenen Misserfolgen abzugrenzen".

"Etwaige Misserfolge werden von verschiedenen Schultern getragen, da viele Personen an Projekten arbeiten".

7. Bilanz der Therapie

Die depressive Symptomatik erschien deutlich remittiert. Die testpsychologische Diagnostik im Dezember 2012 mittels Becks-Depressions-Inventar ergab keine depressiven Symptome (0 Punkte – keine depressiven Symptome: 0-8).

Es zeigten sich keine Anhaltspunkte mehr für eine depressive Episode oder Burnout-Symptome.

Neustart nach Burnout

In diesem Bericht schildert eine Betroffene ihre persönlichen
Erfahrungen zur Entstehung und Überwindung ihrer Krankheit.

Die Wahrnehmung von Burnout in meinem Umfeld ist sehr ambivalent. In
meiner Familie sind Depression und Burnout keine Tabuthemen. Zum einen
arbeiten meine Eltern im Gesundheitssektor und zum anderen haben in
unserem engsten Familienkreis bereits ähnliche Erkrankungen Einzug gehalten.
Umso erstaunlicher ist es für mich in der Rückblende, dass mein schlechter
Zustand so lange unerkannt blieb und ich mich selbst so lang davor
verschließen konnte.

In der Öffentlichkeit ist Burnout längst kein Fremdwort mehr. Viele
Prominente, Sportler und Politiker wie Sven Hannawald, Tim Mälzer und
Matthias Platzeck haben sich „geoutet" und ihren harten Kampf zurück ins
Leben in der Presse breitgetreten. Möglicherweise taten sie dies aus heroischen
Motiven heraus und wollten zur Aufklärung dieser Erkrankung beitragen.
Medien und deren inflationäre Thematisierung des Phänomens Burnout sind in
meinen Augen jedoch dafür verantwortlich, dass keiner mehr den Begriff
Burnout in einem ernsthaftem Zusammenhang mehr hören will und es
mittlerweile als Modewort in den Sprachgebrauch übergeht. Es gilt beinahe als
„in", wenn man gestresst und erschöpft ist. Wer noch nicht ausgebrannt ist,
scheint nicht bedeutsam genug zu sein oder wohl nicht ausreichend Arbeit auf
dem Tisch zu haben. In dem Wort Burnout steckt auch die Botschaft, dass man
sich verausgabt hat– ein Zustand, der in einer Leistungsgesellschaft durchaus
seinen Wert hat.

„Burnout und Stress sind demnach auch Imageträger..."
Fragt man Kollegen nach ihrem Befinden, kann man damit rechnen, dass meist
der Begriff „Stress" in der Antwort enthalten ist. Niemand würde sagen: „Prima
geht es mir, danke der Nachfrage. Ich habe alles ganz gut im Griff und kann mir
die Arbeit so einteilen und abgeben, dass es mich nicht überfordert. Für meine
Familie und Hobbies finde ich auch noch genug Zeit, achso und das Verhältnis
zum Chef ist top!". Selbst wenn ein Mitarbeiter sein Arbeitsumfeld in diesem

Maße empfindet, wird er es so darstellen, dass er immer noch ganz schön strampeln muss, um alles zu bewältigen. Diese Selbstdarstellung hilft dabei, sich mit Kollegen anderer Abteilungen zu solidarisieren, Stichwort „geteiltes Leid ist halbes Leid", und zum anderen wirkt man der Gefahr entgegen, noch mehr Aufgaben zugeteilt zu bekommen. Burnout und Stress sind demnach auch Imageträger, die „wohldosiert" gesellschaftlich anerkannt und auch teilweise gewünscht sind. Geht der Mitarbeiter jedoch offen mit der Überforderungssituation im Job um, sind Karriereaussichten, Anerkennung und Gespräche auf einer Augenhöhe mit einem Schlag passé. In beruflichen Kreisen sind Burnout und Erschöpfungsdepression ein Stigma und werden immer noch damit in Verbindung gebracht, nicht belastbar zu sein. Dabei sind es laut meiner Erfahrung insbesondere die Leistungsträger in einer Unternehmung, die dafür anfällig sind.

Ich habe meinen Arbeitgeber nicht eingeweiht. Aus deren Sicht war ich 3 Wochen krank und dann wieder ausnahmslos einsatzfähig. Sicherlich für meine Verhältnisse eine ungewöhnlich lange Fehlzeit, sodass sich viele Sorgen gemacht haben, aber keiner hat sich getraut, mich zu fragen. Ich habe mir viele Gedanken darüber gemacht, ob ich ehrlich damit umgehen sollte, wenn mich mein Vorgesetzter oder Kollegen auf meine Abwesenheit ansprechen. Erstaunlicherweise bin ich nie in diese Situation geraten. Mein Entschluss stand fest, dass ich meine Erschöpfungsdepression nicht thematisieren werde, da ich für meinen Heilungsprozess auch keine Maßnahmen seitens des Arbeitgebers erwartet und für notwendig gehalten habe. Mir war klar, dass ich vor allem an meiner Einstellung zum Leben feilen muss, um wieder gesund zu werden. Ich empfand meine Erkrankung als eine sehr private Herausforderung, die ich nicht mit meiner Arbeitswelt teilen wollte. Im Nachhinein bin ich froh über meine Entscheidung.

„...es schlich sich nach und nach in mein Leben."

Bei mir war es nicht, wie bei anderen BO Erkrankten, dass ich Schlag auf Schlag erschöpft und ausgebrannt war und auf einmal nicht mehr aufstehen konnte. Nein, es schlich sich nach und nach in mein Leben. Ich bin ein freundlicher Mensch, offen für Neues, suche stets die Herausforderungen, bin ehrgeizig und wusste immer genau, was ich will. Ich bin immer sehr planerisch an alles ran gegangen, habe kaum etwas dem Zufall überlassen. Meine Mutter behauptet heute noch, dass ich bereits in der 3. Klasse meinen Berufswunsch klar äußerte und wusste, was ich später gern einmal arbeiten möchte. Und so war es dann auch, es ist alles so eingetroffen. Mit dem Abitur in der Tasche ging es ohne Pause gleich ans Eingemachte. Ich wollte nichts den Zufall überlassen oder womöglich noch Zeit verlieren, in dem ich im Ausland irgendwelche Selbstfindungstrips absolviere. Mit viel Engagement, Ehrgeiz und Energie habe ich also innerhalb von 3 Jahren mein Studium mit großem Erfolg beendet und seither mich beruflich und persönlich weiterentwickelt. Das kostete mich aber viel Energie. Zeitweise haben mich damals schon Angststörungen begleitet und ich hatte depressive Phasen. Trotzdem lief alles nach Plan und ich hatte alles, was ich wollte. Sogar einen liebevollen Mann und ein erfülltes Privatleben konnte ich in meine Bilanz aufnehmen. Trotzdem schlich sich eine Frustration ein und insbesondere im beruflichen Umfeld wurde ich schnell unzufrieden, suchte daher stets neue Herausforderungen, um mich immer weiter zu fordern. Augenscheinlich brachte es mir in dieser Situation neuen Auftrieb, Kraft und Anerkennung. Ich erkannte jedoch nicht, dass genau dieser Mechanismus mein „Energievampir" ist. Denn neue Aufgaben setzen einen auch unter Druck und gehen auch mit Momenten einher, in denen man sich neu beweisen muss. Dieses Schema hatte bisher in meinem Leben eigentlich prima funktioniert. Bis es irgendwann nicht mehr ging. Die Luft war raus.

Alles begann bei einem Frisörbesuch. Mein Frisör stellte mich zur Rede, was los sei, meine Haare seien ausgefallen und in einem schlechten Zustand. Wie lange das schon so sei und ob es mir aufgefallen war. Diese Frage schoss mich völlig aus der Bahn, denn sie zwang mich, für diesen Moment in mich reinzuhorchen und mich kurz mit mir selbst zu beschäftigen. Ich dachte nach und stellte mit Erschrecken fest, dass mir der Haarausfall bereits vor 2 Monaten extrem aufgefallen ist und da ich ein sehr lösungsorientierter Mensch bin und Dinge gleich erledigen möchte, musste auch hierfür sofort eine Lösung her. Daher besuchte ich einen Dermatologen, der mir irgendwelche teuren Tinkturen selbst angemischt aus der Apotheke verschrieb, bevor er einen Haartest bei mir durchführte. Ich weiß noch, dass ich dieses Prozedere als sehr schlimm empfand, denn er musste eine Stelle am Hinterkopf dafür abrasieren. Das Geräusch des Rasierers liegt mir heute noch schmerzhaft im Ohr. Aber der Erfolg der Zaubermittelchen wollte sich nicht einstellen. Damit war das Thema Haarausfall für mich abgehakt und aus meinem Kopf verschwunden und verdrängt. Schließlich hatte ich ja nun alles getan, was ging und wenn das nicht funktioniert, muss ich eben da durch. Ich rannte einfach weiter in meinem

Hamsterrad und ignorierte dieses Symptom. Mein Frisör konfrontierte mich auf einmal damit. Das hat mich so überfordert. Zu Hause angekommen, bin ich unter Tränen zusammengesackt und habe zum ersten Mal seit Langem echte Emotionen bei und mit mir erlebt. Es war so schockierend. Wie konnte ich etwas so weit von mir wegschieben und verdrängen, was für andere offenbar so offensichtlich ist? Wie habe ich es nur geschafft, die letzten 2 Monate diesen Umstand einfach abzutun? Wie habe ich die letzten 2 Monate überhaupt gelebt? Was habe ich gefühlt? Was hat mir Freude bereit? Ich konnte all diese Frage nicht mehr für mich beantworten. Am schlimmsten empfand ich jedoch meine Hilflosigkeit. Mehr als zu einem Arzt gehen wegen dem Haarausfall, kann ich ja nun auch nicht tun. Ich war es nicht gewohnt, mir selber nicht helfen zu können.

„Ich war nur noch eine fremdgesteuerte Hülle meiner Selbst."
Ein abendliches Telefonat mit meiner seelenverwandten Schwester brachte mir Klarheit und stellte den Wendepunkt dar. Bis dato habe ich keinen Gedanken daran verschwendet, dass der Haarausfall eventuell psychische Ursachen haben kann. Meine Schwester konfrontierte mich knallhart mit der Realität und beschrieb ihre Wahrnehmung meiner Person. Da sie zu dem Personenkreis gehört, die mich besser kennen als ich selbst, hörte ich zum ersten Mal seit Monaten einfach mal zu, ohne Aktionismus und Tatendrang - einfach zuhören. Sie beschrieb mich als stets angespannt und das schon seit Jahren, die kindliche Leichtigkeit war nicht mehr vorhanden. Immerzu sei ich schnell gereizt und hätte die Verbindung zu mir verloren. Das saß! Und sie hatte Recht. Ich hatte wirklich nur noch funktioniert und war emotionslos. Wenn sich Momente ankündigten, bei denen ich zur Ruhe kommen könnte, hatte ich diese grundsätzlich vermieden. Ich lenkte mich ab mit Arbeit oder Verabredungen, war jedoch auch hierbei nie richtig bei der Sache, wirkte abwesend und immer unter Strom. Ab und an versuchte ich gegen meine Angespanntheit was zu unternehmen, ich besuchte beispielsweise einen Yogakurs, lenkte mich ab mit Sport und Unternehmungen. Aber dies hat nur bedingt geholfen, da ich ja hiermit nur die Symptome bekämpft habe, jedoch nicht an die Wurzel allen Übels gegangen bin. Meist fühlte ich mich nach solchen Aktionen nur kurzfristig besser, war bald wieder im alten Fahrwasser. Irgendwann konnte ich selbst für meine Lieblingsbeschäftigung, das Essen, keine Leidenschaft mehr entwickeln, die Appetitlosigkeit begleitete mich zu diesem Zeitpunkt auch schon seit einigen

Wochen. Ich war nur noch eine fremdgesteuerte Hülle meiner Selbst. Ihren Rat, bei meinem Arzt vorstellig zu werden und in jedem Falle einen Psychiater und Psychologen aufzusuchen, befolgte ich, denn ich war ja froh, überhaupt irgendwas tun zu können. Es erleichterte mich, dass ich handeln konnte und damit meiner Hilflosigkeit etwas entgegenwirken zu können. Ich habe mir also sofort helfen lassen und wurde von meinem Hausarzt zu einem Psychiater und zu einem Psychologen überwiesen.

Meine größte Angst war, dass ich nicht ernst genommen werde und mir die Ärzte sagen: „Sie haben doch gar nichts - ich kann Ihnen leider nicht helfen." Glücklicherweise wurde jedoch Behandlungsbedarf bei mir festgestellt und ich war mir endlich sicher, was mit mir los ist. Der Psychiater diagnostizierte also eine mittelschwere Depression und hatte den Ansatz, dass ich zunächst Kraft tanken soll und stabil werden muss, bevor psychotherapeutische Maßnahmen zum Einsatz kommen. Denn Verhaltenstherapie kostet Energie und verlangt viel von einem ab. Über diese Herangehensweise war ich sehr froh, zu diesem Zeitpunkt wäre ich nicht in der Lage gewesen, meinen Problemen, Angststörungen und Verhaltensmechanismen auf den Grund zu gehen. Ich war zu schwach. Daher begann er sofort mit der Verabreichung von Antidepressivum. Das Medikament schlug schnell an, nach 2 Monaten ging es mir so gut wie schon seit Jahren nicht mehr. Meine Stimmung hellte sich auf und ich fühlte mich leichter und war fröhlicher. Mir war allerdings bewusst, dass ich an meinem Verhalten etwas ändern muss, um langfristig gesund zu werden und zu bleiben, da helfen nicht allein die Pillen. Daher suchte ich einen Psychologen auf, um meiner BO Erkrankung auf den Grund zu gehen. Dank der dort angebotenen Gruppentherapie, lernte ich andere Betroffene kennen und damit auch andere Gesichter vom BO. Ich relativierte mein BO schnell und realisierte, dass es bei mir hätte auch noch schlimmer werden können. Die Gruppe half mir meine Selbst- und die Fremdwahrnehmung anzugleichen. Gleichzeitig brachte sie mir auch die Erkenntnis, dass BO keine Frage des Alters oder der berufliche Stellung ist - es kann jeden treffen. Bei der Therapie konzentrierte ich mich auf die Übungen und Gespräche, die mir halfen, eine Verbindung zu mir selber herzustellen. Ich habe wieder eine gewisse Achtsamkeit mir gegenüber entwickelt. Übungen zum Thema „Nein sagen" oder sich gegenüber anderen zu positionieren haben mich hingegen nicht weiter gebracht. Das war nie mein Problem. Meine Meinung konnte ich schon immer gut vertreten, war nie konfliktscheu, habe stets versucht, meine Vorstellungen vorzutragen und zu überzeugen.

„Kämpfen ist nicht immer der richtige Weg."

Nach circa 6 Monaten hatte ich das Gefühl, ich wäre schon seit Jahren nicht mehr so unbeschwert gewesen. Ich konnte mich nicht erinnern, wann ich das letzte Mal so glücklich gewesen bin - und das komische war, es hat sich objektiv gesehen für mich nicht viel geändert. Mein Job und die Verantwortlichkeiten blieben gleich. Aber meine Perspektive auf die Dinge hat sich gewandelt. Ich war gelassener, dramatisierte nicht mehr so stark, lachte viel, war belastbarer und entspannter. Mein Partner sagte damals zu mir, er hätte mich schon ewig nicht mehr so ausgeglichen erlebt. Schritt für Schritt erholte sich mein Körper von der jahrelangen Ausbeutung und meiner Seele ging es auch bald besser. Getragen von so viel Hochgefühl wollte ich den Versuch starten, das Sertralin abzusetzen und ohne Medikamente weiterzumachen, leider ohne Erfolg. Bereits nach einer Woche ging alles wieder von vorn los. Das war sehr erschreckend! Das entmutigte mich für einen Moment. Die Abhängigkeit meiner Gesundheit von dieser Pille wurde mir zum ersten Mal richtig klar. Ich musste mir eingestehen, dass ich noch nicht ganz auf das Antidepressivum verzichten kann und versuchte, es mir nicht als Niederlage auszulegen. Mein Psychiater munterte mich schnell wieder auf und motivierte mich, einfach weiterzumachen und es zu einem anderen Zeitpunkt wieder zu versuchen. Dieser andere Zeitpunkt sollte kommen - im März 2012. Ich wurde schwanger und mein behandelnder Arzt riet mir, das Sertralin abzusetzen. Gott sei Dank ging das problemlos. Bis zu diesen Moment hatte ich das Antidepressivum bereits ein Jahr eingenommen und war nun unendlich erleichtert, dass es mir auch ohne Medikament so gut ging. Vielleicht spielten da auch die Schwangerschaftshormone eine Rolle...
Mittlerweile habe ich die „Energievampire" in meinen Leben identifiziert und versuche, diesen aus dem Weg zu gehen und wenn möglich, mich deren Einfluss vollständig zu entziehen. Aufgrund dieser Erkenntnis ließ ich einige Bekanntschaften einschlafen und probierte emotionalen Abstand zu gewinnen. Von einigen Freunden hörte ich mir deren Probleme weiterhin an, ließ sie aber nicht mehr so nah an mich heran bzw. formulierte für mich nicht mehr die

Anspruchshaltung, allen helfen zu wollen. Ich sagte mir: „Jetzt bist Du an der Reihe!".

Die Therapie half mir, meine körperlichen Frühindikatoren für Stress zu erkennen und ernst zu nehmen, damit ich rechtzeitig die Handbremse ziehen konnte. Außerdem lernte ich, dass ich Fehler machen darf und ich mich dafür nicht immer selbst abstrafen muss, sondern sie einfach annehmen sollte. Kämpfen ist nicht immer der richtige Weg. Mir wurde klar, dass neben Erfolgen auch Schwächen zu meinen Leben gehören und ich diese akzeptieren muss. Jeder hat seine eigene „Achillesferse" - im Vorteil ist der, der sie kennt und damit umzugehen weiß.

Meine „Achillesferse" ist die Psyche. Andere kriegen bei zu großem Stress Gewichtsprobleme, Herzinfarkt, Ausschlag oder Schlafstörungen. Bei mir leidet die Psyche. Daran kann ich nichts ändern, aber ich kenne meine körperlichen „Vorboten". Wenn mein Auge zuckt, meine Haare ausfallen oder mein Kiefer vor lauter Anspannung und Verkrampfung wehtut, weiß ich, dass ich es versäumt habe, auf mich aufzupassen und schalte einen Gang runter. Am besten funktioniert es, wenn ich mir sage: „Ich bin so wie ich bin und wem das nicht passt, der muss seine Ansprüche an jemand anderen stellen."

Im Sommer letzten Jahres habe ich meinen Partner geheiratet und seit Dezember 2012 haben wir eine gemeinsame Tochter. Seither fällt es mir noch leichter, auf mich Acht zu geben, denn ich bin jetzt nicht mehr nur für mich selbst verantwortlich. Ich möchte gesund bleiben – für mich, meinen Mann und meine Tochter.

Ergänzungen

Abrechnung

Das so genannte ICD-10, die internationale Klassifikation von Krankheiten versucht eine Einordnung unter der Überschrift: Psychische und Verhaltensstörungen, kodiert zwischen F00 bis F99. Als Beispiel für eine mögliche Einordnung hier ein Auszug aus der häufig genutzten Ziffer:

F43.2 ANPASSUNGSSTÖRUNGEN

Hierbei handelt es sich um Zustände von subjektiver Bedrängnis und emotionaler Beeinträchtigung, die im allgemeinen soziale Funktionen und Leistungen behindern und während des Anpassungsprozesses nach einer entscheidenden Lebensveränderung oder nach belastenden Lebensereignissen auftreten. Die Belastung kann das soziale Netz des Betroffenen beschädigt haben (wie bei einem Trauerfall oder Trennungserlebnissen) oder das weitere Umfeld sozialer Unterstützung oder soziale Werte (wie bei Emigration oder nach Flucht). Sie kann auch in einem größeren Entwicklungsschritt oder einer Krise bestehen (wie Schulbesuch, Elternschaft, Misserfolg, Erreichen eines ersehnten Zieles und Ruhestand). Die individuelle Prädisposition oder Vulnerabilität spielt bei dem möglichen Auftreten und bei der Form der Anpassungsstörung eine bedeutsame Rolle; es ist aber dennoch davon auszugehen, dass das Krankheitsbild ohne die Belastung nicht entstanden wäre. Die Anzeichen sind unterschiedlich und umfassen depressive Stimmung, Angst oder Sorge (oder eine Mischung von diesen). Außerdem kann ein Gefühl bestehen, mit den alltäglichen Gegebenheiten nicht zurechtzukommen, diese nicht vorausplanen oder fortsetzen zu können. Hervorstechendes Merkmal kann eine kurze oder längere depressive Reaktion oder eine Störung anderer Gefühle und des Sozialverhaltens sein.

Eine weitläufige Landschaft psychischer Störungen wird hier beschrieben. So weit das Auge reicht, kommt einem in den Sinn. Betroffene werden sich wohl in einigen Punkten wieder finden, der Gesamttext jedoch streift ihre Krankheitserfahrung nur an wenigen Punkten.

Ein neuer Versuch:

F48.0 NEURASTHENIE

Im Erscheinungsbild zeigen sich beträchtliche kulturelle Unterschiede. Zwei Hauptformen überschneiden sich beträchtlich. Bei einer Form ist das Hauptcharakteristikum die Klage über vermehrte Müdigkeit nach geistigen Anstrengungen, häufig verbunden mit abnehmender Arbeitsleistung oder Effektivität bei der Bewältigung täglicher Aufgaben. Die geistige Ermüdbarkeit wird typischerweise als unangenehmes Eindringen ablenkender Assoziationen oder Erinnerungen beschrieben, als Konzentrationsschwäche und allgemein ineffektives Denken. Bei der anderen Form liegt das Schwergewicht auf Gefühlen körperlicher Schwäche und Erschöpfung nach nur geringer Anstrengung, begleitet von muskulären und anderen Schmerzen und der Unfähigkeit, sich zu entspannen. Bei beiden Formen finden sich eine ganze Reihe von anderen unangenehmen körperlichen Empfindungen wie Schwindelgefühl, Spannungskopfschmerz und allgemeine Unsicherheit. Sorge über abnehmendes geistiges und körperliches Wohlbefinden, Reizbarkeit, Freudlosigkeit, Depression und Angst sind häufig. Der Schlaf ist oft in der ersten und mittleren Phase gestört, es kann aber auch Hypersomnie im Vordergrund stehen.

ERMÜDUNGSSYNDROM

Schon besser, allerdings tritt der Pferdefuß gleich nach. Ausgeschlossen von dieser Ziffer wird nämlich – und darf nicht zur Abrechnung benutzt werden – unter anderen das:

BURN-OUT-SYNDROM (Z73)

Also doch eine Ziffer. Nicht wirklich.

Unter der Überschrift „Personen, die das Gesundheitswesen aus sonstigen Gründen in Anspruch nehmen" (Z70-Z76) findet sich eine Art Resteverwertung der Gesundheitsstörungen zu der auch „Ernährungsberatung" oder die „Betreuung eines Findelkindes" gehören:

Z73 Probleme mit Bezug auf Schwierigkeiten bei der Lebensbewältigung

Akzentuierung von Persönlichkeitszügen

Ausgebranntsein [Burn out]

Einschränkung von Aktivitäten durch Behinderung

Körperliche oder psychische Belastung o.n.A.

Mangel an Entspannung oder Freizeit

Sozialer Rollenkonflikt, anderenorts nicht klassifiziert

Stress, anderenorts nicht klassifiziert

Unzulängliche soziale Fähigkeiten, anderenorts nicht klassifiziert

Zustand der totalen Erschöpfung

Allerdings schließt diese Verlegenheitsdiagnose eine Kassenabrechnung oder eine Einweisung in ein Krankenhaus aus.

Damit stehen Kassenpatienten mit Burnout vollkommen im Regen (und unter keinem wie auch immer gearteten Rettungsschirm). Ein Skandal angesichts der dramatisch zunehmenden Zahl von Fehlzeiten am Arbeitsplatz, die hochgerechnet zu einem 43 Milliarden € Verlust für die deutsche Wirtschaft führen und vor allem angesichts der persönlich als Scheitern erlebten Lebenskrise.

Tests

HAWIE

Der nach dem Konzept von David Wechsler entwickelte HAWIE-R ist ein Intelligenztest für die Individualdiagnostik der Altersgruppen von 16 bis 74 Jahren. Er besteht aus 11 Untertests (6 Verbaltests und 5 Handlungstests). Der Test eignet sich zur Einschätzung des allgemeinen geistigen Entwicklungsstandes und der Untersuchung von alters-, milieu- oder krankheitsbedingten Leistungsbeeinträchtigungen in bestimmten Bereichen.

Der erste HAWIE erschien im Jahre 1956. Er wurde in den letzten Jahrzehnten mehrfach überarbeitet. Zugrunde liegt die ursprüngliche Intelligenzdefinition von David Wechsler: "Intelligenz ist ein hypothetisches Konstrukt, ist die zusammengesetzte oder globale Fähigkeit des Individuums zielgerichtet zu handeln, rational zu denken und sich wirkungsvoll mit seiner Umwelt auseinanderzusetzen. Sie ist zusammengesetzt oder global, weil sie aus Elementen oder Fähigkeiten besteht, die, obwohl nicht völlig unabhängig, qualitativ unterscheidbar sind.

Einen detaillierte Einblick erlaubt eine Powerpoint-Präsentation unter www.uni-saarland.de/uploads/media/HAWIE-R.ppt

RAVEN'S PROGRESSIVE MATRICES

Sprachfreie Erfassung der allgemeinen Intelligenz bei durchschnittlicher Leistungsfähigkeit auf Grundlage des schlussfolgernden Denkens; einsetzbar ab 5 Jahren.

Theoretischer Hintergrund
Die Raven Matrizen bewerten die Fähigkeit, eine Ordnung in der Unordnung zu erkennen, mit anderen Worten: die Fähigkeit zum klaren Denken und Erkennen.

Durchführung
Nach der Instruktionsphase werden die Items entsprechend ihrer Schwierigkeit dargeboten. Mit Lichtgriffel, Maus bzw. Tastatur wählt der Proband eine Lösung von sechs bzw. acht angebotenen Alternativen aus. Es besteht die

Möglichkeit, die Antwort mehrmals zu korrigieren und zur vorherigen Aufgabe zurück zu springen. Ist es dem Probanden nicht möglich eine Aufgabe zu lösen, so kann er diese auslassen. Die so übersprungenen Aufgaben erscheinen dann am Ende des Tests noch einmal.

AVEM – TEST DES ARBEITSBEZOGENES VERHALTENS- UND ERLEBENSMUSTERS

Untertests:

Subjektive Bedeutsamkeit der Arbeit

Beruflicher Ehrgeiz

Verausgabungsbereitschaft

Perfektionsstreben

Distanzierungsfähigkeit

Resignationstendenz (bei Misserfolg)

Offensive Problembewältigung

Innere Ruhe/Ausgeglichenheit

Erfolgserleben im Beruf

Lebenszufriedenheit

Erleben sozialer Unterstützung

INGRIDS ERGEBNISSE IM EINZELNEN:

Behandlungsbeginn

Testdatum: 19.11.2011

Name: XXX   Vorname: Ingrid

Geschlecht: Alter: 33   Bildungsgrad:

weiblich   (Fach-)Hochschule, University

Skala	Rohwert	PR	Stanine
1. Subjektive Bedeutsamkeit der Arbeit	18 (14 - 22)	64 (33 - 89)	6 (4 - 7)
2. Beruflicher Ehrgeiz	23 (19 - 27)	78 (52 - 94)	7 (5 - 8)
3. Verausgabungsbereitschaft	23 (19 - 27)	81 (52 - 95)	7 (5 - 9)
4. Perfektionsstreben	20 (17 - 23)	23 (9 - 52)	4 (2 - 5)
5. Distanzierungsfähigkeit	12 (8 - 16)	13 (2 - 32)	3 (1 - 4)
6. Resignationstendenz (bei Misserfolg)	19 (16 - 22)	82 (59 - 93)	7 (5 - 8)
7. Offensive Problembewältigung	19 (16 - 22)	16 (3 - 43)	3 (1 - 5)
8. Innere Ruhe/Ausgeglichenheit	10 (6 - 14)	1 (0 - 7)	1 (1 - 2)
9. Erfolgserleben im Beruf	27 (24 - 30)	87 (62 - 98)	7 (6 - 9)
10. Lebenszufriedenheit	23 (20 - 26)	54 (25 - 80)	5 (4 - 7)
11. Erleben sozialer Unterstützung	28 (24 - 30)	87 (56 - 97)	7 (6 - 9)

Hinweis:
Den in Klammern angegebenen Vertrauensintervallen liegt eine Irrtumswahrscheinlichkeit von 5 % zugrunde.

Behandlungsende
Testdatum: 16.04.2012

Name: XXX   Vorname: Ingrid

Geschlecht: Alter: 33   Bildungsgrad:

weiblich   (Fach-)Hochschule, Universität

Skala	Rohwert	PR	Stanine
1. Subjektive Bedeutsamkeit der Arbeit	14 (10 - 18)	33 (11 - 64)	4 (3 - 6)
2. Beruflicher Ehrgeiz	17 (13 - 21)	37 (13 - 66)	4 (3 - 6)
3. Verausgabungsbereitschaft	16 (12 - 20)	25 (6 - 60)	4 (2 - 5)
4. Perfektionsstreben	15 (12 - 18)	4 (1 - 13)	2 (1 - 3)
5. Distanzierungsfähigkeit	20 (16 - 24)	63 (32 - 88)	6 (4 - 7)
6. Resignationstendenz (bei Misserfolg)	16 (13 - 19)	59 (32 - 82)	5 (4 - 7)
7. Offensive Problembewältigung	19 (16 - 22)	16 (3 - 43)	3 (1 - 5)
8. Innere Ruhe/Ausgeglichenheit	14 (10 - 18)	7 (1 - 28)	2 (1 - 4)
9. Erfolgserleben im Beruf	26 (23 - 29)	81 (52 - 95)	7 (5 - 8)
10. Lebenszufriedenheit	23 (20 - 26)	54 (25 - 80)	5 (4 - 7)
11. Erleben sozialer Unterstützung	26 (22 - 30)	73 (39 - 97)	6 (4 - 8)

Hinweis: Den in Klammern angegebenen Vertrauensintervallen liegt eine Irrtumswahrscheinlichkeit von 5 % zugrunde.

Profil

Staninewerte:	1	2	3	4	5	6	7	8	9
1. Subjektive Bedeutsamkeit der Arbeit									
2. Beruflicher Ehrgeiz									
3. Verausgabungsbereitschaft									
4. Perfektionsstreben									
5. Distanzierungsfähigkeit									
6. Resignationstendenz (bei Misserfolg)									
7. Offensive Problembewältigung									
8. Innere Ruhe/Ausgeglichenheit									
9. Erfolgserleben im Beruf									
10. Lebenszufriedenheit									
11. Erleben sozialer Unterstützung									
Prozentrang:	4	11	23	40	60	77	89	96	

Korrelationen

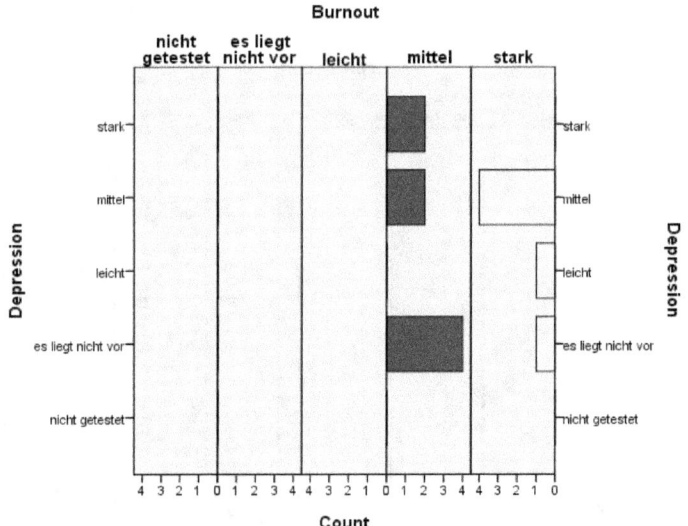

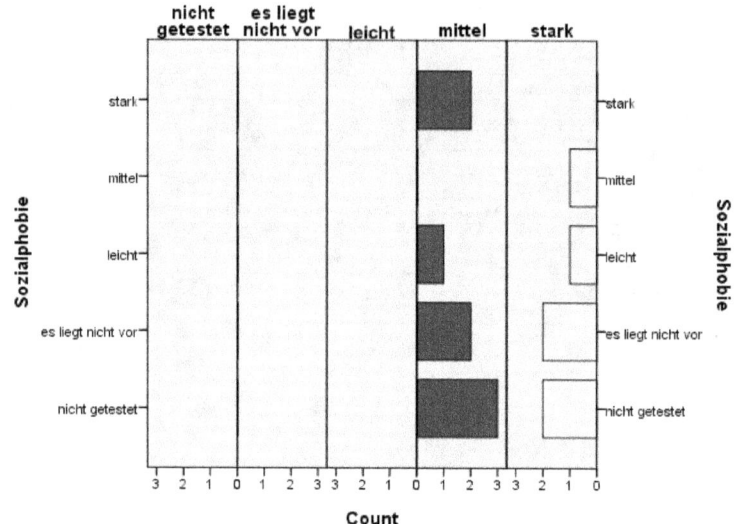

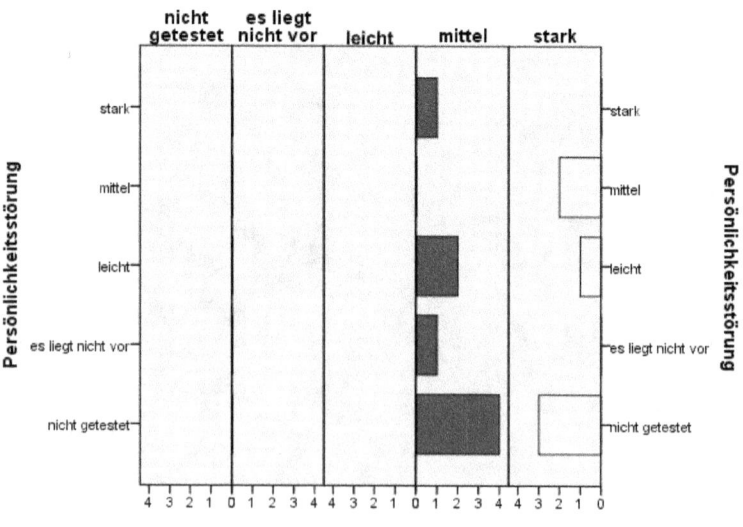

Anhang

VERLAUF EINES BURNOUT

Burnout ist keine Infektionskrankheit, die mit plötzlichem hohen Fieber und einem charakteristischen Ausschlag beginnt! Burnout ist als eine Krankheit des GANZEN Menschen zu sehen, als ein fortschreitender „Krebs des Motivations- und Sinnsystems" und entwickelt sich schleichend, so zu sagen vor unseren Augen und oft lange unbemerkt oder fehl interpretiert bei Kolleg/innen und Mitarbeiter/innen, mit denen wir oft jahrelang zusammen arbeiten. Auch die eigene Burnout-Gefährdung wird gerade von den wirklich Betroffenen bisweilen hartnäckig ignoriert.

Das Stadienmodell nach Freudenberger/North (1992) bietet einen Überblick über die Stadienentwicklung und Verlaufsform von Burnout

Stadium 1 - 3

Gerade Menschen mit hoher Leistungsbereitschaft und inhaltlicher Vision akzeptieren im Gegenzug für die Erreichung ihrer Ziele unter der Devise „ohne Fleiß, kein Preis" fast naturgesetzartig, dass eigene Bedürfnisse verdrängt und oftmals Selbstbeschränkung geübt werden muss.

Stadium 1 – der ZWANG sich zu beweisen

Der Zwang sich zu beweisen: Der Wechsel vom Wunsch etwas zu leisten, zum Zwang sich zu beweisen, ist die gefährliche Eintrittspforte. Verbissene Entschlossenheit und Dauerspannung im Sinne eines „Turboantriebs", um den eigenen Ansprüchen genügen zu können.

Stadium 2 – wenn der ZWANG zum DRUCK wird

Verstärkter Einsatz: Schlechtes Gewissen, überspanntes Verantwortungsgefühl und das Erleben massiver Dringlichkeit von Aufgaben führen zur Druckausübung auf sich selbst und verstärktem Einsatz; .."das MUSS jetzt sein"... ...."es geht nicht anders"

Stadium 3 – wenn eigene Bedürfnisse VERNACHLÄSSIGT werden

Zurücknahme eigener Bedürfnisse: Aufmerksamkeit und Sensibilität für sich selbst reduzieren sich. Starres Fixieren auf die Aufgabe, erste Erschöpfungsgefühle, bisweilen Fehlleistungen und Vergesslichkeit treten auf.

Stadium 4 - 6

Hier entscheidet sich, ob eine Person in ein manifestes Burnout geraten wird. Denn wenn auch die Stadien 1 - 3 fast als kulturspezifischer Hintergrund unserer Lebens- und Arbeitskultur zu sehen sind, so fällt in dieser Phase die Entscheidung, ob die betroffene Person den Weg des Verbundenbleibens mit sich oder den Weg der Verleugnung und Entfremdung beschreiten wird. Der betroffene Mensch steht hier gleichsam an einer Weggabelung: führt die empfundene Lebens-/Arbeitsüberlastung zu einem passiven „Nicht-auskommen-können-Phänomen" oder wird der aktive, notwendige Weg der Veränderung gewählt.

Stadium 4 – wenn KONFLIKTE verdrängt werden

Die Verleugnung wird manifest: Rationalisierung, Verleugnung und Verschiebung von Konflikten, Ersatzbefriedigungen (Essen, Rauchen, Shoppen), chronische Müdigkeit, körperliche Einbrüche (vom Körper erzwungene „Auszeiten")

Stadium 5 – wenn WERTE UMGEDEUTET werden

Zwischenmenschliches verliert an Wert: Statt sich der Situation zu stellen, verlieren emotionale Werte an Bedeutung. Zunehmende Verhärtung und Berechnung, übertriebenes Kontrollbedürfnis, Gefühl der Verwirrung, Entwertung sozialer Kontakte

Stadium 6 – wenn die aufgebauten PROBLEME VERLEUGNET werden

Die Spirale der Verleugnung wird enger: Härte gegen sich und andere, Bitterkeit und Enttäuschtheit gegenüber der Umgebung, Zynismus, Intoleranz, Entwicklung eines starren, eingeengten Denkens, zunehmende Isolierung von der Umwelt

Stadium 7 – wenn RÜCKZUG zur Strategie wird

Die Isolation nimmt zu: Kontakte werden aktiv gemieden, eine Rückwendung nach Innen erfolgt, Auftreten von eigenbrötlerischem Verhalten, emotionale Verflachung, Abstumpfung (Fühllosigkeit), Fluchtmechanismen (TV), Griff zu „falschen Therapien" (Medikamentenmissbrauch, Alkohol)

Stadium 8– ...wenn ABSCHOTTUNG zur Sache wird

Die Verhaltensänderung wird für jeden auffällig: eine paranoide Weltsicht beginnt sich zu etablieren, massive Mechanismen, sich unerreichbar zu machen, (Telefon wird abgeschaltet), Ausreden und Ausflüchte dominieren

Stadium 9 – wenn die DEPERSONALISATION greift

Die Entfremdung erreicht die Grundfesten der Persönlichkeit: Vernachlässigung der eigenen Grundbedürfnisse (Gesundheit), Selbstverneinung, Kontaktverlust, Nichtwahrnehmen-Können von fremden Bedürfnissen. Erleben einer nur mehr mechanischen Funktionsweise

Stadium 10 – wenn die INNERE LEERE Thema wird

Das Gefühl von Ausgehöhltheit weitet sich aus: Phobien und Panikattacken treten auf; gleichzeitig tritt ein suchtartiger Zwang nach Ersatzbefriedigungen (Sex, Alkohol) sowie Fluchtszenarien (Drogen) auf.

Stadium 11 – wenn das Leben SINNLOS wird

Die Depression breitet sich aus: tiefe Verzweiflung und Erschöpfung, Gefühl der Auswegslosigkeit, Wunsch nach Dauerschlaf als „Lösung", völlige Abstumpfung eigenen Bedürfnissen gegenüber, Verwahrlosung, Selbsthass, Selbstmordgedanken, Risikoverhalten (z.B. im Verkehr)

Stadium 12 – wenn die Erschöpfung LEBENSGEFÄHRLICH wird

Der Endpunkt der Erkrankung – burned out! Ich-Verlust! Einbruch des Immunsystems, stark gesteigerte Krankheitsanfälligkeit für bedrohliche Organerkrankungen; psychischer, physischer und mentaler Zusammenbruch.

Egozentriker

Der Journalist Thilo Baum hat in einem Blog eine umfassende, kenntnisreiche Beschreibung der Egozentriker gegeben:

Wie erkennt man sie? Wie wehrt man sich gegen sie?

Egozentriker gehen davon aus, dass andere ihr Wissen und ihre Erfahrungen teilen. Dies tun sie, ohne ihr Wissen und das Wissen anderer zu prüfen und beides abzugleichen. Das heißt: Egozentriker sind im Grundsatz dumm. Sie wissen wenig und – noch schlimmer – sie ignorieren verfügbare Informationen.

Egozentriker sind leicht an ihrem eingeschränkten Horizont und daran zu erkennen, dass sie nicht mitdenken. Sie denken nicht mit, weil sie andere Menschen stets in einer ähnlichen Situation wie sich selbst wähnen. Egozentriker schreiben unleserlich, sie lassen Nachfolgenden die Tür ins Gesicht fallen. Egozentriker blinken nicht, sie fahren langsam auf der linken Spur und wechseln Spuren, ohne es zu merken. Egozentriker merken nicht, wenn sie jemandem den Rücken zudrehen. Egozentriker vergessen, dass sie Rucksäcke tragen und schlagen sie anderen ins Gesicht. Egozentriker glauben es einem nicht, wenn man ein freieres und zwangloseres Leben führt als sie, weil sie es nicht für möglich halten. Egozentriker bleiben am Ende von Rolltreppen und hinter Türen stehen. Egozentriker nuscheln oder sind unangemessen laut. Egozentriker sagen „Hallo, ich bin's" am Telefon. Egozentriker vergessen Zeitverschiebungen, Feiertage in anderen Bundesländern und arbeitsfreie Tage in anderen Kulturen. Egozentriker verwenden Fachwörter und nur in ihrer kleinen Welt gebräuchliche Abkürzungen. Betriebsblindheit ist eine besonders zeitgemäße Form von Egozentrik.

Egozentriker wenden ihre Maßstäbe auf andere an. Handelt jemand gegen den Rat, die Ästhetik oder eine Konvention eines Egozentrikers, ist der Egozentriker verwundert, enttäuscht, pikiert oder empört. Meist tut er so, als geschehe dieser Konventionsbruch zum ersten Mal – ein Zeichen dafür, dass er alle bisherigen Kollisionen seines eingeschränkten Denkens mit anderen Menschen ausblendet, weil sie nicht in sein Weltbild passen. Was in seinem Verständnis nicht sein darf, ist für ihn undenkbar. Er sieht nur sich.

Indem Egozentriker in allem von sich auf andere schließen, sind sie intolerant. Dies sind sie nicht in böser Absicht, sondern aus Unfähigkeit: Ihnen fehlt die nötige soziale Intelligenz. Egozentriker können sich selbst nicht von außen sehen, sie können sich unter einem Perspektivenwechsel nichts vorstellen, und somit sind sie auch minder begabt für abstraktes Denken. Kein Egozentriker erkennt sich daher selbst als Egozentriker.

Egozentriker bringen niemanden weiter, auch nicht sich selbst. Da sie unfähig sind, sich selbst zu hinterfragen, und weil sie ihr Leben zum Maßstab erklären, ist ihnen jede Entwicklung verwehrt. Egozentrikern entgeht der Genuss, fremdes Denken kennen zu lernen; ihr Horizont bleibt stets beschränkt, ihr Weltbild dumm. Wer einen Egozentriker erkennt, sollte daher einen weiten Bogen um ihn machen.

Internistische Untersuchungen

Neben diesen Symptomen, ruft das Leaky-Gut-Syndrom noch weitere Störungen durch die im Organismus auftretenden Entzündungen hervor, die sich vielfältig äußern können und oft nicht mit dem Darm in Verbindung gebracht werden. Dazu gehören unter anderem Rheuma, Akne, Neurodermitis, Migräne, niedriger Blutdruck, verstopfte Nase, Arthritis, Osteoporose und Asthma.

Um eine so genannte Barrierestörung zu diagnostizieren, wird eine Stuhlprobe in einem hierfür spezialisierten Labor untersucht. Dort erfolgt eine Überprüfung der Darmflora – von Pilzen sowie eine Bestimmung des pH-Wertes. Auch die Menge an vom Darm produzierten Abwehrkörpern wird gemessen (so das sekretorisches IgA oder Defensine, körpereigene Antibiotika). Weiterhin lassen sich mit Hilfe bestimmter Marker Abwehrvorgänge im Stuhl ebenso erkennen wie Faktoren, welche auf eine gesteigerte Durchlässigkeit schließen lassen (Alpha-1-Antitrypsin, Calprotectin). Sind bereits Nahrungsmittel-Unverträglichkeiten entstanden, so können entsprechende Antikörper im Blut nachgewiesen werden.

Der Laktulose-Mannitol-Test ist ein einfaches Testverfahren, um eine gestörte Darmdurchlässigkeit nachzuweisen. Das Prinzip dieses Testes basiert auf der Messung zweier im Dünndarm nicht metabolisierbarer Zucker, Laktulose und Mannitol, die nach Aufnahme unverändert im Urin ausgeschieden werden.

Das wasserunlösliche Monosaccarid Mannitol wird transzellulär aufgenommen, es durchquert also die Darmepithelzellen nach pinozytotischer Aufnahme. Das grössere Disaccarid Laktulose, bestehend aus Fruktose und Galaktose, wird dagegen nur parazellulär, also zwischen den Zellen, aufgenommen. Die „Tight-Junktions" zwischen den Zellen limitieren in diesem Fall den Durchtritt.

Bei Schädigung der Darmschleimhaut ist die Durchlässigkeit der Tight Junktions erhöht und Laktulose wird vermehrt aufgenommen. Die Mannitolresorption hingegen ist durch Funktionseinbuße und Abnahme der Darmepithelien vermindert. Der Quotient aus Laktulose und Mannitol (L/M-Quotient) im 5-Stunden-Urin bringt diesen gegenläufigen Effekt besonders deutlich zum Ausdruck. Geringe Abnahme der Mannitolaufnahme und geringe

Zunahme der Laktuloseaufnahme drücken sich bereits in einem deutlich pathologischen Index aus.

Quellenangaben

TEXT

(1) Fehlzeitenreport 2011: B. Badura, Springer. Berlin, Heidelberg, New York 2012

(2) Bernd Kramer, Interview Karriere Spiegel „Burnout ist eine Ausweichdiagnose" 24. 11. 2011

(3) James B. Maas. Cornell University. Video-Vorlesung 2007 auf http://www.youtube.com/watch?v=fr7LEPMK0CA

Einen guten Überblick über die klassischen Modelle der Burnout-Forschung findet sich unter Phasis bei Freudenberger (englisch)

(3) Leitzmann C. et al. Ernährung in Prävention und Therapie. Hippokrates 2001]; [Doak, C., Large-scale interventions and programmes addressing nutrition-related chronic diseases and obesity: examples from 14 countries. Public Health Nutr, 2002 5(1A): p. 275-7]

(4) www.DGE.de: Vollwertig Essen und Trinken nach den 10 Regeln der DGE] (http://www.dge.de/pdf/10-Regeln-der-DGE.pdf)

(5) Sassi F. Obesity and the Economics of Prevention: Fit not Fat. OECD, 2010] [Leitzmann C. et al. Ernährung in Prävention und Therapie. Hippokrates 2001

(6) Bundesgesundheitsamt (Hrsg): Die Gesundheit der Deutschen. SozEp Hefte 1994, H 4

(7) Leitzmann C. et al. Ernährung in Prävention und Therapie. Hippokrates 2001]

(8) Leitzmann C. et al. Ernährung in Prävention und Therapie. Hippokrates 2001

(9) World Health Organisation (WHO). International Obesity Task Force. The Asia-Pacific perspective: redefining obesity and its treatment, 2000

(10) Abernathy RP, Black DR. Healthy body weights: an alternative perspective. Am J Clin Nutr 63, 448-451, 1996

(11) egde SS, Ahuja SR. Assessment of percent body fat content in young and middle aged men: skinfold method v/s girth method. Postgrad Med 42:97-100, 1996

(12) autzinger, M., Bailer, M., Worall, H. & Keller, F. (1995). BDI Beck-Depressions-Inventar, Testhandbuch. 2., überarbeitete Auflage. Hans Huber: Bern, 1. Auflage 1994

(13) angelehnt an das SORKC-Modell von Frederick Kanfer (Kanfer, F. H., Reinecker, H. & Schmelzer, D. (2000). Selbstmanagement-Therapie (3. Aufl.). Berlin, Heidelberg: Springer)

(14) Ullrich & Ullrich de Muynck (1978): ATP Assertiveness Training Programme, (englisch), (Ullrich, R. & Rita de Muynck (2002). ATP: Anleitung für den Therapeuten. Einübung von Selbstvertrauen und sozialer Kompetenz (2. Auflage). Stuttgart: Klett-Cotta)

(14) Sulz, S. K. D. (1994). Strategische Kurzzeittherapie. München: CIP-Medien (e-book 2013).

BILDER

Foto Hashimoto Hakaru aus Homepage dr.marahimi.com (englisch)

Darmbakterien: Fotos

Foto Klexbild, Titelblatt Rorschach-Test: Dieter Hellauer

Titelfotos von Testausgaben: Verlage

Titelblatt Maslach Burnout Inventora Manual: psychology.berkeley.edu/people/christina maslach

AVEM: Schaarschmidt, U. & Fischer, A. W. (2008). AVEM – Arbeitsbezogenes Verhaltens- und Erlebensmuster. Handanweisung (3. überarbeitete und erweiterte Aufl.). London: Pearson (Computerform – Mödling: Schuhfried).

Stufenmodell der Burnout-Entwicklung: Entwurf Elena Klimova nach Freudenberger/North (1992)

Benton Test: Überblick

Autoren der Buches

Herausgeber und Autor der Beiträge „Betriebliches Gesundheitsmanagement" und „Schlafmedizin" Dr. med. Jan-Alexander Schwab, Facharzt für HNO Heilkunde, Stimm- und Sprachstörungen, baute das Interdisziplinäre medizinisch-therapeutische Versorgungszentrum München (IVM) auf in dem Ärzte, Physiotherapeuten, Logopäden und Psychologen beim Thema Burnout zusammenarbeiten.

Herausgeber und Autor der Beiträge „Die Krankheit", „Aus psychologischer Sicht" und „Psychotherapie" Dr. phil. Dieter Hellauer arbeitet als Psychologischer Psychotherapeut schwerpunktmäßig mit Patienten, die an Burnout leiden. Er entwickelte eine erfolgreiche Gruppentherapie gegen Burnout. Sein Beitrag „Modell der Ringe" verdeutlicht Diagnose und Therapiebedarf für Selbststärkung und Schutz vor Überlastungen.

Die Autoren des internistischen Beitrags, Christian Burghardt und sein Kollege Dr. Alexander Hierl leiten das Burn-out-Diagnostik-Institut München und entwickelten erweiterte Diagnostik- und Therapieverfahren des Burnout.

Das Burnout Diagnostik Institut in München, mit seinen vier Säulen, b.o.d.i.-Diagnostik, b.o.d.i.-Therapie, b.o.d.i.-Coaching und b.o.d.i.-Prävention, beschäftigt sich ganzheitlich mit dieser noch undefinierten Krankheit „Burnout", um sie ambulant statt stationär behandeln zu können. Ebenfalls an diesem Institut arbeitet der Diplom-Sportwissenschaftler Alexander Martens, der den Beitrag „Sport" und „Körpertherapie" verfasste.

Von der Ökotrophologin Theresa Hagedorn stammt der Beitrag „Ernährung".

Die Psychotherapeutin Christine Bremer hat den ergänzten Beitrag „Planvolle Einzeltherapie" aufgrund ihrer langjährigen Erfahrung mit clientenzentrierter Burnout-Behandlung verfasst.

Der Beitrag „Neustart nach Burnout" von Stephanie Helfrecht beschreibt ihre Selbsterfahrung bei der Bewältigung der Krankheit.

Die Diplompsychologin Elena Klimova wertete die vorliegenden Patienten-Daten statistisch aus und analysierte die Ergebnisse.

www.ingramcontent.com/pod-product-compliance
Lightning Source LLC
Chambersburg PA
CBHW070932290526
45795CB00001B/499